LIESA J. WEILER-WICHTL
VERENA FOHN-ERHOLD
ULRIKE LEISS

t.
TRAUNER

MEIN LOGBUCH

Schwerpunktband Onkologie

So werde ich Expert:in meiner eigenen Gesundheit und onkologischen Erkrankung

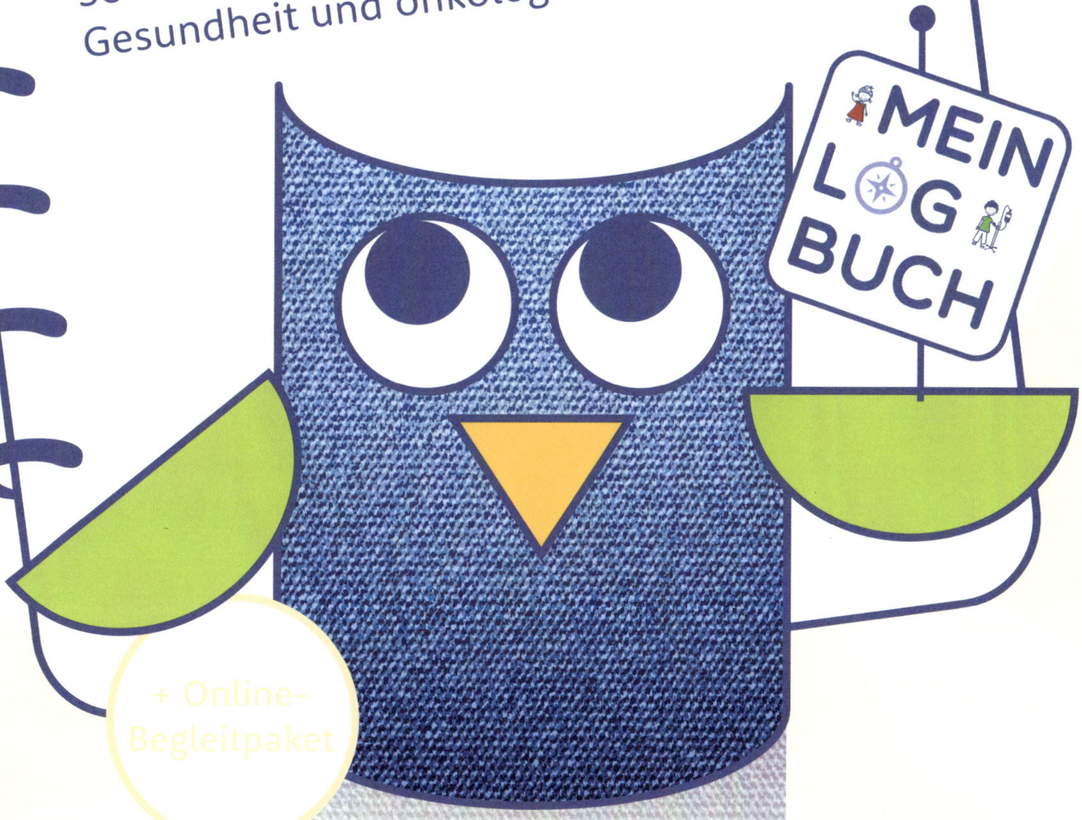

+ Online-Begleitpaket

Entwickelt von:

MEDIZINISCHE UNIVERSITÄT WIEN

Impressum

Entwickelt von der Medizinischen Universität Wien. Kooperationspartner:innen werden auf den Seiten 126–129 gelistet.

MEDIZINISCHE UNIVERSITÄT WIEN

Verlag und Vertrieb:
TRAUNER Verlag + Buchservice GmbH
Köglstraße 14, 4020 Linz
Österreich/Austria

Lektorat/Produktmanagement:
Dr.in Regina Jaschke
Grafik, Umschlag und Gestaltung, basierend auf der Idee von L. J. Weiler-Wichtl und V. Fohn-Erhold:
Kathrin Füreder, Judith Raffetseder
Bildnachweis:
Zeichnungen im Logo und Emotionen, S. 6: Sandra Klepp
Alle anderen Illustrationen wurden von AdobeStock und Shutterstock zugekauft.

Gesamtherstellung:
Vorarlberger Verlagsanstalt GmbH
Schwefel 81, 6850 Dornbirn

PRINTED IN AUSTRIA
ISBN: 978-3-99151-339-1
www.trauner.at

Hinweise

Aus Gründen der besseren Lesbarkeit wird im Fließtext oft auf die gleichzeitige Verwendung männlicher und weiblicher Sprachformen verzichtet. Sämtliche Personenbezeichnungen gelten für alle Geschlechter, Männer sind immer mitgemeint.

Alle Inhalte wurden unter größter Sorgfalt erarbeitet. Dennoch erfolgen alle Angaben ohne Gewähr. Weder die Herausgeberinnen noch der Verlag können für die Aktualität, Korrektheit, Vollständigkeit und Qualität der bereitgestellten Informationen eine Haftung übernehmen. Druckfehler und Falschinformationen können nicht vollständig ausgeschlossen werden. Befragen Sie im Zweifelsfall bitte Ärzt:innen oder psychosoziales Fachpersonal (klinische Psycholog:innen, klinische Soziale Arbeit, Sozialpädagogik, Psychotherapeut:innen, Kunst- und Musiktherapeut:innen, Erzieher:innen etc.) oder medizinisches Fachpersonal.

Achtung: Die Kreativbögen in diesem Buch sind kein Spielzeug. Die scharfen Kanten könnten bei Kontakt zu Schnittwunden führen. Die Papiermodelle sind nur unter Aufsicht von Erwachsenen zu nutzen und dienen zur Unterstützung der Untersuchungsvorbereitung.

+ Online-Begleitpaket

Online-Begleitpaket
Das digitale Online-Begleitpaket unterstützt Sie und Ihr Kind mit ergänzenden Materialien in der Umsetzung der Inhalte aus MeinLogbuch im Alltag. Die weiterführenden Inhalte zum jeweiligen Thema finden Sie bei den Eltern-Infos (QR-Code). Scannen Sie einfach den QR-Code mit Ihrem Smartphone und Sie werden direkt zu den relevanten Dokumenten in unserem Online-Begleitpaket geführt.

ELTERN INFO

Platz zum Zeichnen oder Bekleben!

So kann mir im Krankenhaus geholfen werden

A

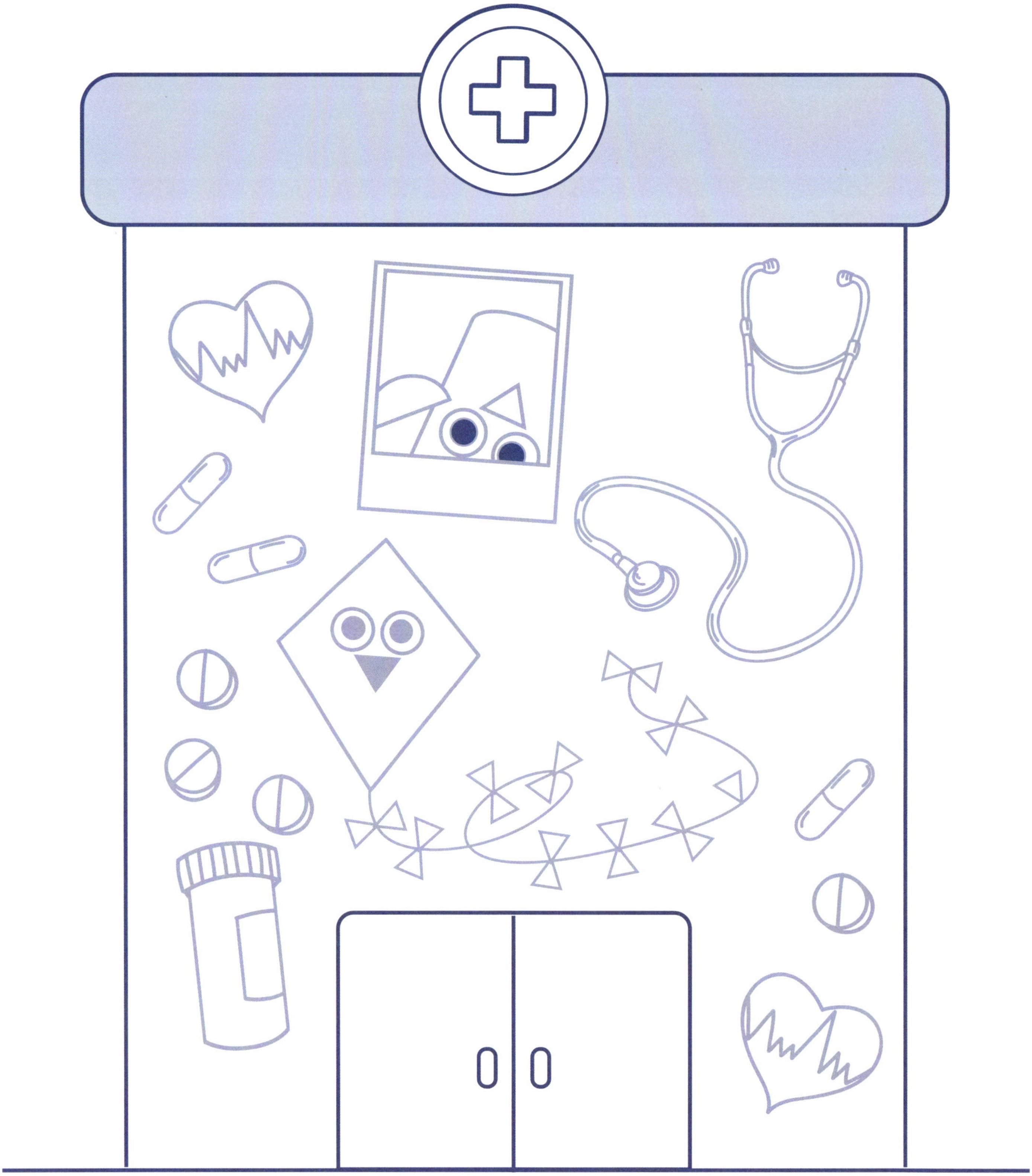

Viel Spaß
beim Ausmalen!

1 Ankunft im Krankenhaus

Liebe(r) ______________________ !

Du bist hier willkommen und gut aufgehoben!

Du bist vor Kurzem zu uns ins Krankenhaus gekommen. Vielleicht mit dem Krankenwagen oder mit dem Auto. Vermutlich hast du dich in den letzten Tagen und Wochen schon nicht mehr so wohlgefühlt, musstest öfters zur Ärztin/zum Arzt, hast sogar in der Schule gefehlt oder alles kam ganz plötzlich. Und nun ist alles ganz anders als vorher!

Wichtig ist nun, dass wir – dein Behandlungsteam – den Grund dafür finden, warum es dir so geht. Dafür, und damit wir dir helfen können, sind einige Untersuchungen notwendig. Vermutlich tauchen nun viele Fragen bei dir auf: „Wie geht es weiter?“, „Was sind die nächsten Schritte?“, „Was muss ich über meine Erkrankung wissen?“.

Bei all diesen Fragen ist ein Wegweiser sehr hilfreich! Dabei soll dir dein Logbuch helfen! Du kannst dich auch jederzeit an uns, dein Behandlungsteam, wenden! Wir sind für dich da!

Deine Eule LOGI und
dein Behandlungsteam

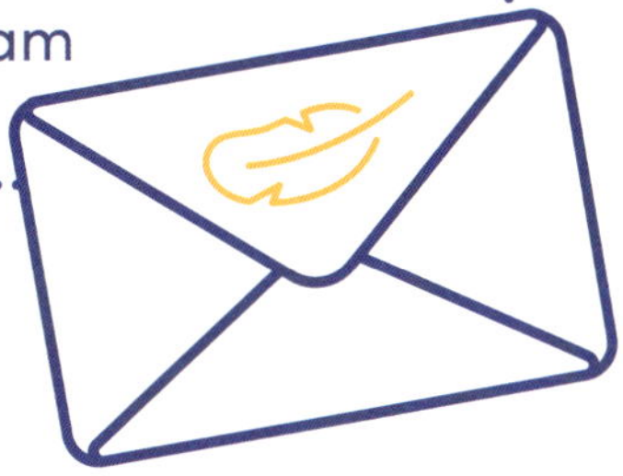

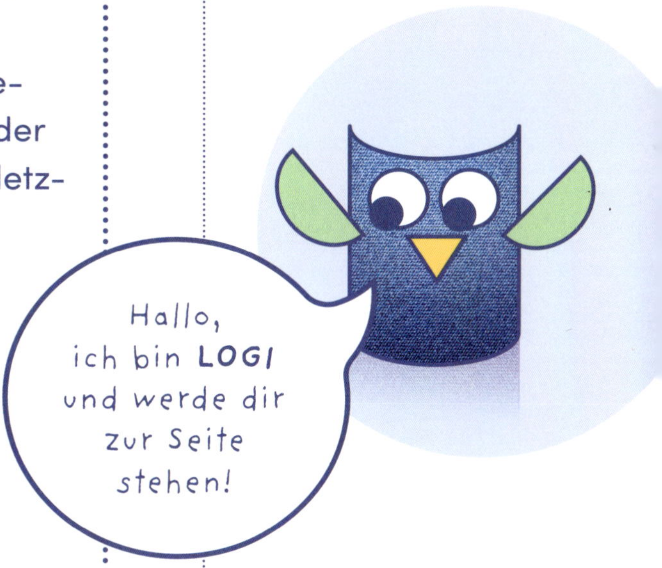

In diesem Buch (MeinLogbuch – Schwerpunktband Onkologie) findest du alle Informationen zur Behandlung deiner Erkrankung und wie du diese meistern kannst. Aber kennst du schon MeinLogbuch – Basisband? Darin findest du zahlreiche Informationen, Tipps und Tricks für den Umgang mit deiner Erkrankung – von ganz zu Beginn bis zu deiner Reha.

1.1 Was ist MeinLogbuch?

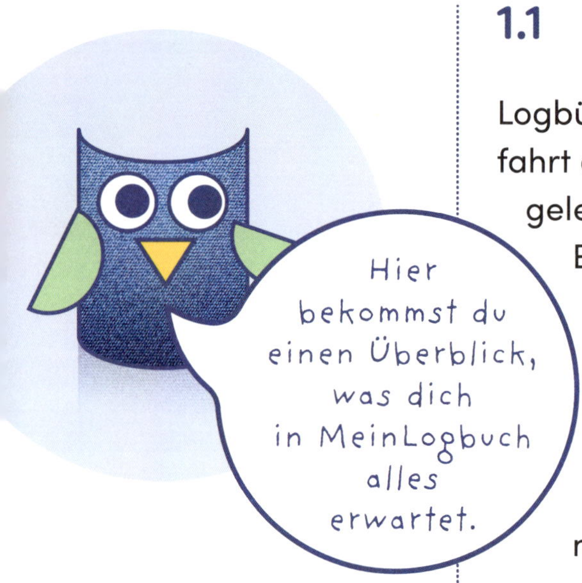

Logbücher gibt es schon sehr lange. Sie dienten in der Seefahrt dazu, wichtige Informationen über eine bereits zurückgelegte Strecke zu notieren. Hier stand geschrieben, welche Entdeckungen gemacht wurden, was man daraus gelernt hat und welche Ziele erreicht wurden.

In meinem eigenen Logbuch kann ich mitgestalten! Es ist etwas ganz Persönliches und begleitet mich mit allen Informationen, Aufgaben und Spielen auf meinem Weg im Umgang mit meiner Gesundheit, aber auch Krankheit. Ich kann in MeinLogbuch wie in einem Tagebuch wichtige Ereignisse und Informationen notieren und sammeln. So kann ich einen Weg finden für Themen, die schwierig sind.

Alle Gefühle sind erlaubt: Ich darf traurig und wütend sein, es ist aber auch okay und wichtig, Dinge zu finden, die Freude bereiten und Spaß machen.

Wichtig! Bring dein Logbuch immer zu deinen Terminen ins Krankenhaus mit!

Hier bekommst du einen Überblick, was dich in MeinLogbuch alles erwartet. In MeinLogbuch – Basisband gibt es noch weitere Themen, die dich interessieren könnten, um Expert:in deiner eigenen Gesundheit und Krankheit zu werden. Dein Behandlungsteam wird dir genau erklären, welche Schritte notwendig sind, und dich begleiten.

A/2 **MEINLOGBUCH – BASISBAND**

UNTERSUCHUNGEN

Nun finden ganz viele Untersuchungen statt, damit mir möglichst schnell geholfen werden kann ...

A/1 **MEINLOGBUCH – BASISBAND**

GANZ ZU BEGINN

Puuh! So viel Neues! Hier lerne ich alle Möglichkeiten kennen, wie ich mich zurechtfinden kann.

C

MEINE NACHSORGE

Therapie geschafft! Nun geht es darum, einen Umgang mit meinen Kontrollen zu finden und den Weg zurück in den Alltag.

MEINLOGBUCH – BASISBAND

REHABILITATION

Nach einer langen Therapiezeit ist es wichtig, dass ich mich erhole.

MEINLOGBUCH – BASISBAND

KONTROLLEN

Kontrollen sind Untersuchungen, um zu klären, wie die Behandlung wirkt.

A/2 B/1 B/2 B/3

GEWUSST WIE!

Hier erfahre ich, wie ich meine Behandlungen und Therapien gut meistern kann.

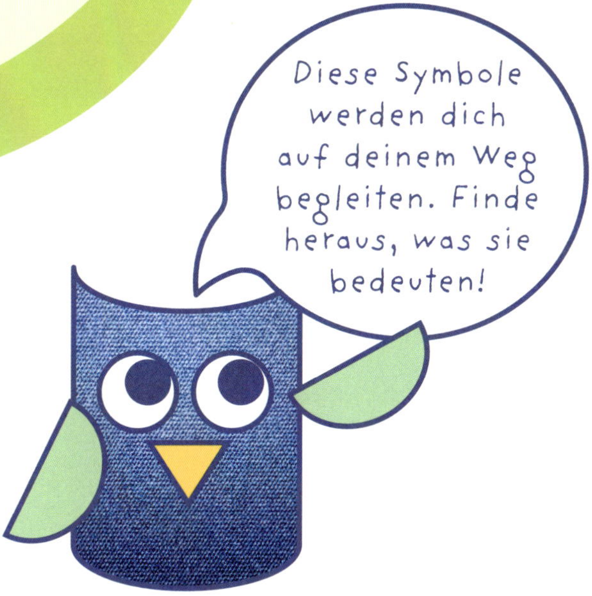

1.2 Meine Wegweiser

GEFÜHLE
Hier kannst du deine Gefühle kennenlernen und kennzeichnen, wie es dir gerade geht.

ACHTUNG!
Schau genau! Hier findest du Hinweise, worauf du ganz besonders gut aufpassen musst.

ZEICHNEN/SCHREIBEN
Hier ist Platz, um Wichtiges zu notieren. So kannst du immer wieder nachlesen. Manche Dinge kann man besser aufzeichnen. Hier hast du Platz dafür.

TIPP
Gute Ideen und Tipps, die dir weiterhelfen können. Probiere sie einfach mal aus!

KREATIV
Mit Kleber und Schere kann man Tolles gestalten. Zum Mitmachen für Mutige und Kreative!

INFORMATION
Hier findest du wichtige Informationen. Lies sie, damit du Bescheid weißt!

SPIEL UND SPASS
Hier findest du verschiedene Spiele, die dir vielleicht bekannt vorkommen und mit denen du ganz einfach schwierige Themen lernen kannst.

FOTO
In diesen Feldern kannst du Fotos mit wichtigen Erinnerungen einkleben.

AUSZEICHNUNG
So viel hast du bereits gemeistert! Du weißt Bescheid und kennst dich aus! Denk daran, dies auch in deinem persönlichen Kalender zu notieren, damit du später nachlesen kannst, was du schon alles gemeistert hast. Gratuliere!

1.3 Welche Gefühle gibt es?

Schau auf die Expert:innen-Skala auf dem Umschlag: Welche drei Emotionen passen zu dem aktuellen Thema? Wie gut, würdest du sagen, kennst du dich damit aus?

Bei all dem Neuen, das du kennenlernst, ist es völlig normal, dass ganz viele verschiedene Gefühle auftauchen.

Welche davon sind dir vertraut? Welche Gefühle kennst du noch? Wenn es eines gibt, das besonders zu dir passt und hier noch nicht genannt wurde, dann zeichne es in das freie Feld.

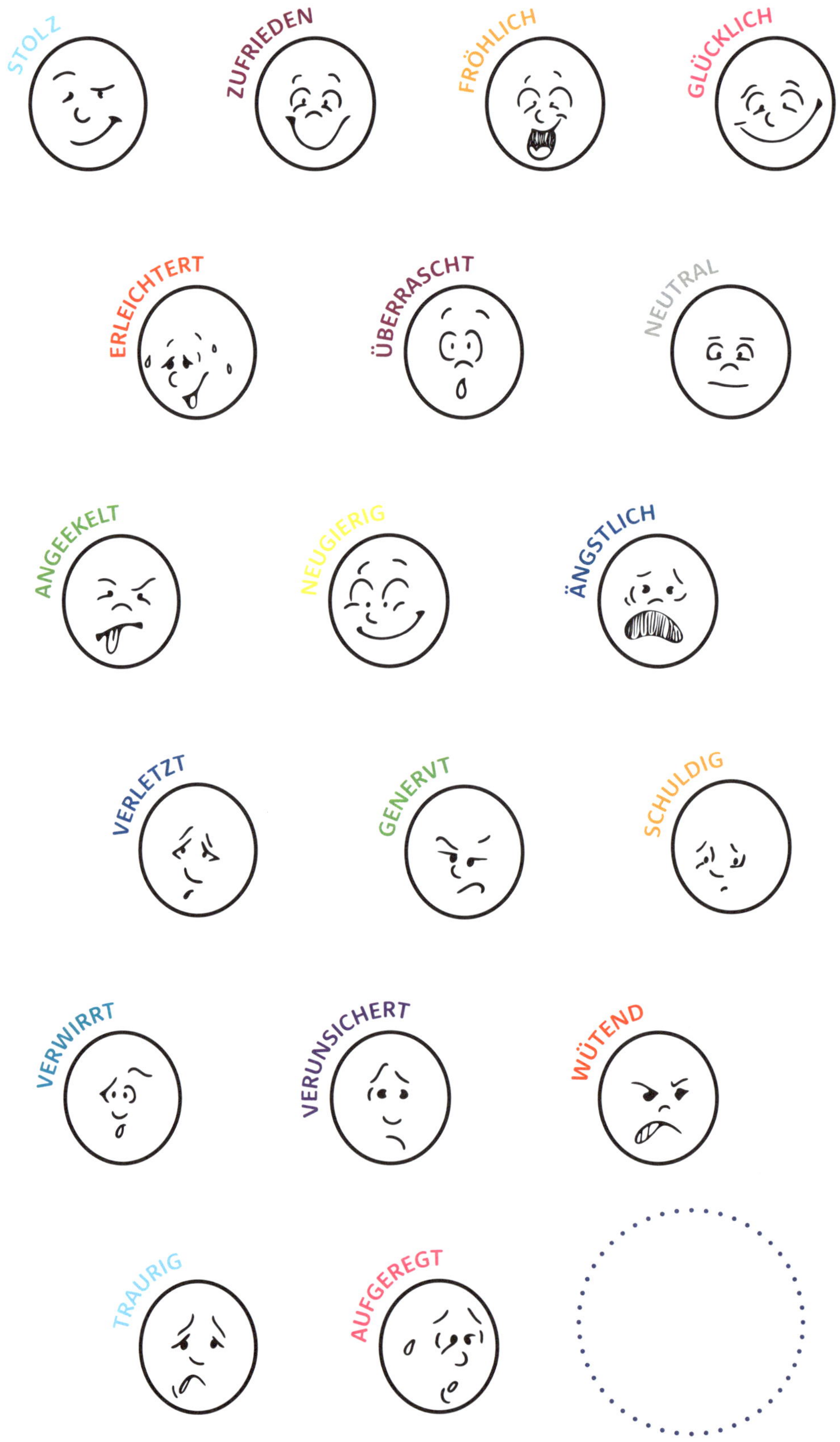

1.4 Mein Plan für meine onkologische Behandlung

Ich habe nun bereits einige Untersuchungen geschafft und weiß nun Bescheid, was mir Probleme bereitet hat. Nun erfahre ich, wie die Ärztinnen meine Erkrankung behandeln.

DAS IST MEIN PERSÖNLICHER BEHANDLUNGSPLAN

Darum ist eine Behandlung notwendig:

So nenne ich meine Erkrankung:

Das möchte ich von meinem Behandlungsteam wissen:

So nennen meine Ärztinnen meine Erkrankung:

Es gibt verschiedene Therapieformen, diese kommen bei mir in Frage:

OPERATION: ○ ja ○ nein
(siehe Kapitel A/2, S. 11)

THERAPIE:

- Chemotherapie (siehe Kapitel B/1, S. 21) ○ ja ○ nein
- Strahlentherapie (siehe Kapitel B/2, S. 29) ○ ja ○ nein
- Stammzelltransplantation (siehe Kapitel B/3, S. 39) ○ ja ○ nein

Start Datum

Voraussichtliches Abschlussdatum

Hast du gewusst, dass es viele verschiedene onkologische Erkrankungen gibt? Bei jeder Form gibt es auch unterschiedliche Behandlungsmethoden. Nicht alle werden für dich notwendig sein. Finde heraus, welche für dich wichtig sind, und wie diese ablaufen werden.

Damit du den Überblick behältst, gibt es oft auch von deinem Behandlungsteam Therapiepläne oder Kalender. Frage danach.

In MeinLogbuch – Basisband gibt es außerdem noch viele Informationen zu deiner Erkrankung und zu deinen Untersuchungen sowie Tipps und Tricks im Umgang damit.

Die Operation stellt eine Sonderform dar, denn sie kann Untersuchung und/oder Therapie sein. Mit ihr kann man herausfinden, wie deine Erkrankung genau heißt.

1.5 Mein Therapieplan

Hier kannst du mit deinem Behandlungsteam deine Therapie planen und einzeichnen. In Kapitel D/1.2 (siehe S. 67, 69, 71) und D/1.5 (siehe S. 67) findest du Sticker, die hier Platz finden können.

Termine kannst du immer gleich dazuschreiben oder in deinem Kalender vermerken.

START AM :

ABSCHLUSS AM:

Wenn ich die Therapie gemeistert habe, ist das meine Belohnung:

In Kapitel C „Therapie geschafft! Meine Nachsorge“ (siehe S. 53) erfährst du, wie es nach deiner Therapie weitergeht.

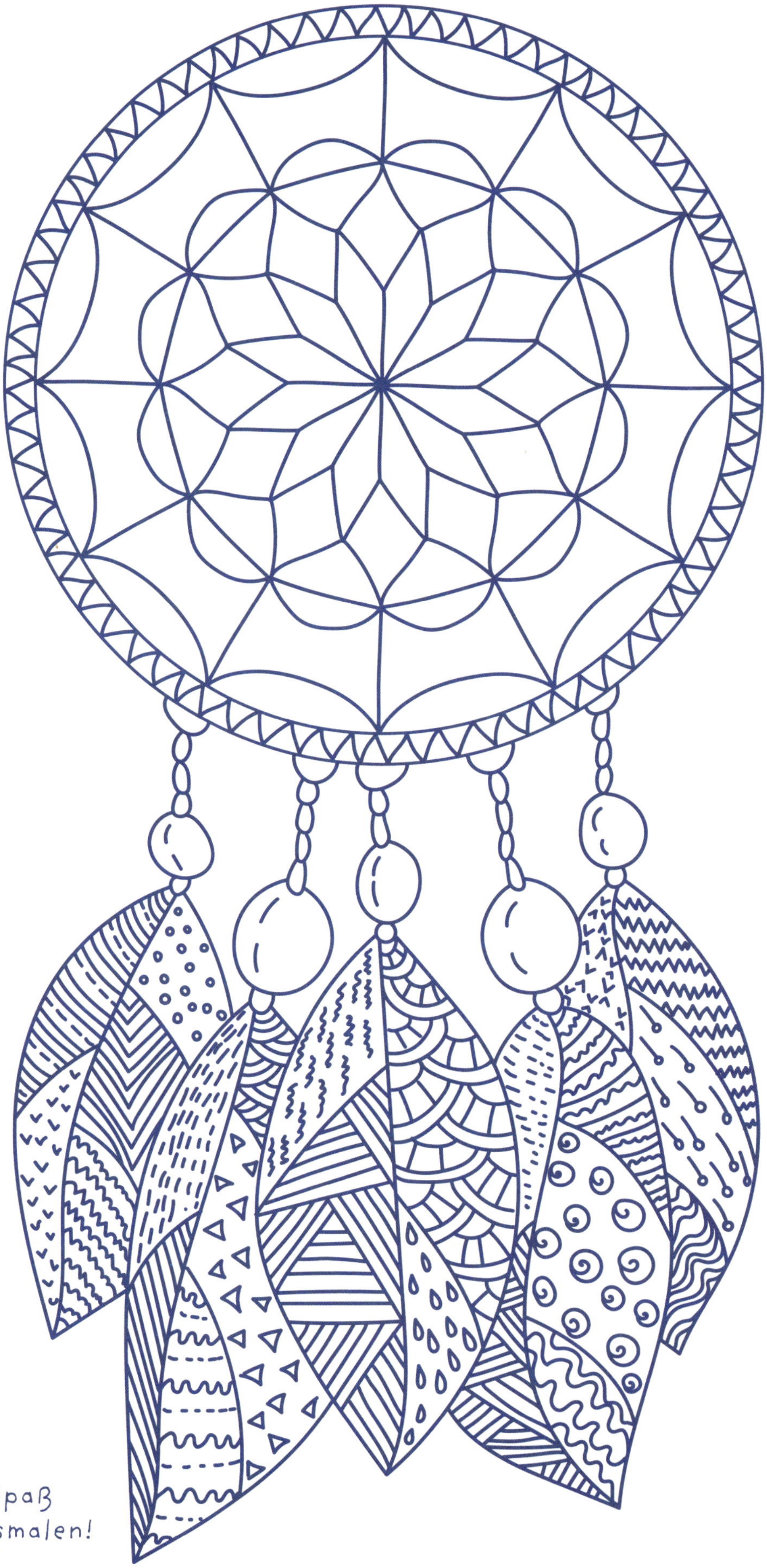

Viel Spaß
beim Ausmalen!

2 Alles, was ich über meine Operation wissen sollte

2.1 Was ist eigentlich eine Operation?

Eine Operation ist ein Eingriff, der in deinem Körper stattfindet. Schon bevor die Operation beginnt, bekommst du ein Medikament, damit du nichts spürst und während der Operation tief und fest schläfst. Man nennt dies Narkose. Meist kannst du Dich danach an nicht mehr viel erinnern.
Bei einer Operation helfen viele unterschiedliche Personen mit.

Es gibt sehr viele verschiedene Arten von Operationen. Manche sind „einfacher" durchzuführen und dauern nicht lange, z.B. ein Katheter.
Andere wiederum sind dagegen schwieriger und können auch länger dauern. Eine Operation kann ein wesentlicher Teil deiner Behandlung sein.

Vor jeder Operation ist es wichtig, dass du alle Informationen hast, damit du dich auskennst. Dazu werden die Ärzte mit dir und deinen Eltern sprechen.

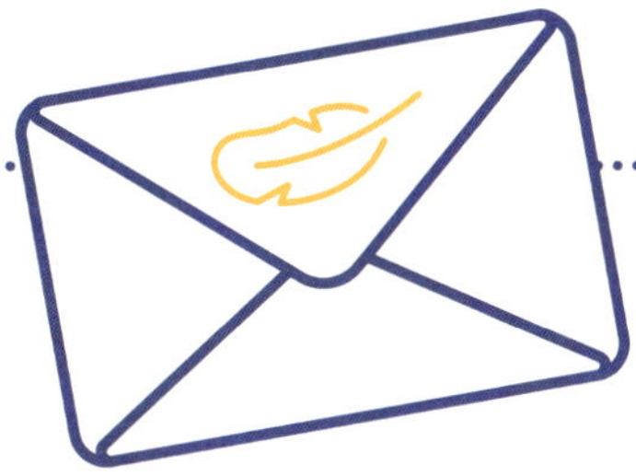

Hattest du schon einmal eine Operation? Oder kennst Du jemanden, der operiert wurde?

Ärztinnen, die operieren, nennt man Chirurginnen.
Ärztinnen, die die Narkose einleiten, überwachen und ausleiten, nennt man Anästhesistinnen.

2.2 Das OP-Profi-Spiel

Dein Körper besteht aus ganz vielen Körperteilen, die unterschiedliche Aufgaben haben. Bei diesem Spiel kannst du herausfinden, was dein Körper alles leisten kann und was bei einer Operation wichtig ist.

Du benötigst:

- Spielfiguren
- einen Würfel
- Sticker

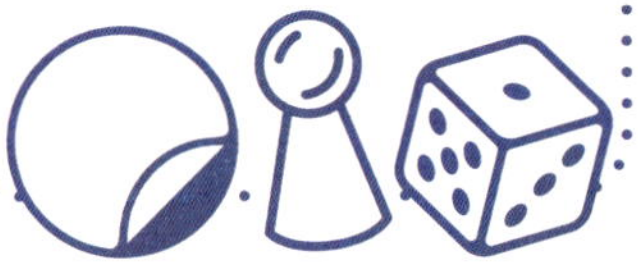

In Kapitel D/1.1 (siehe S. 67 und S. 73) findest du die Sticker für den Würfel sowie die Sticker mit den Symbolen aus dem OP, damit du sie in deinen Ärztinnenkoffer packen kannst.

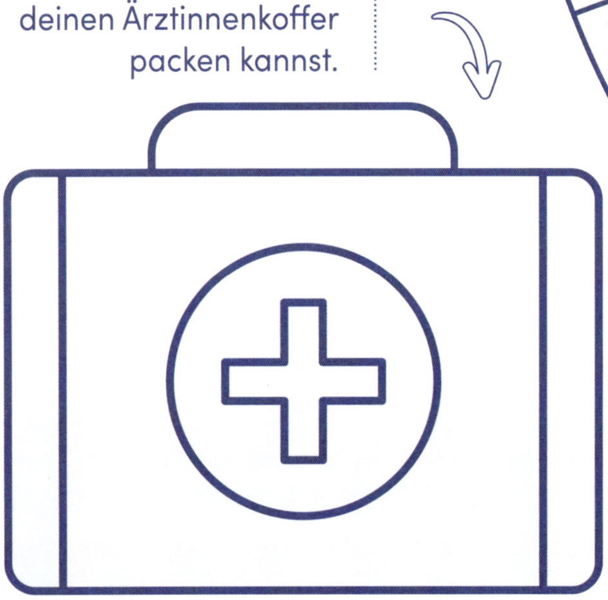

Mein Körper - und was er alles kann!

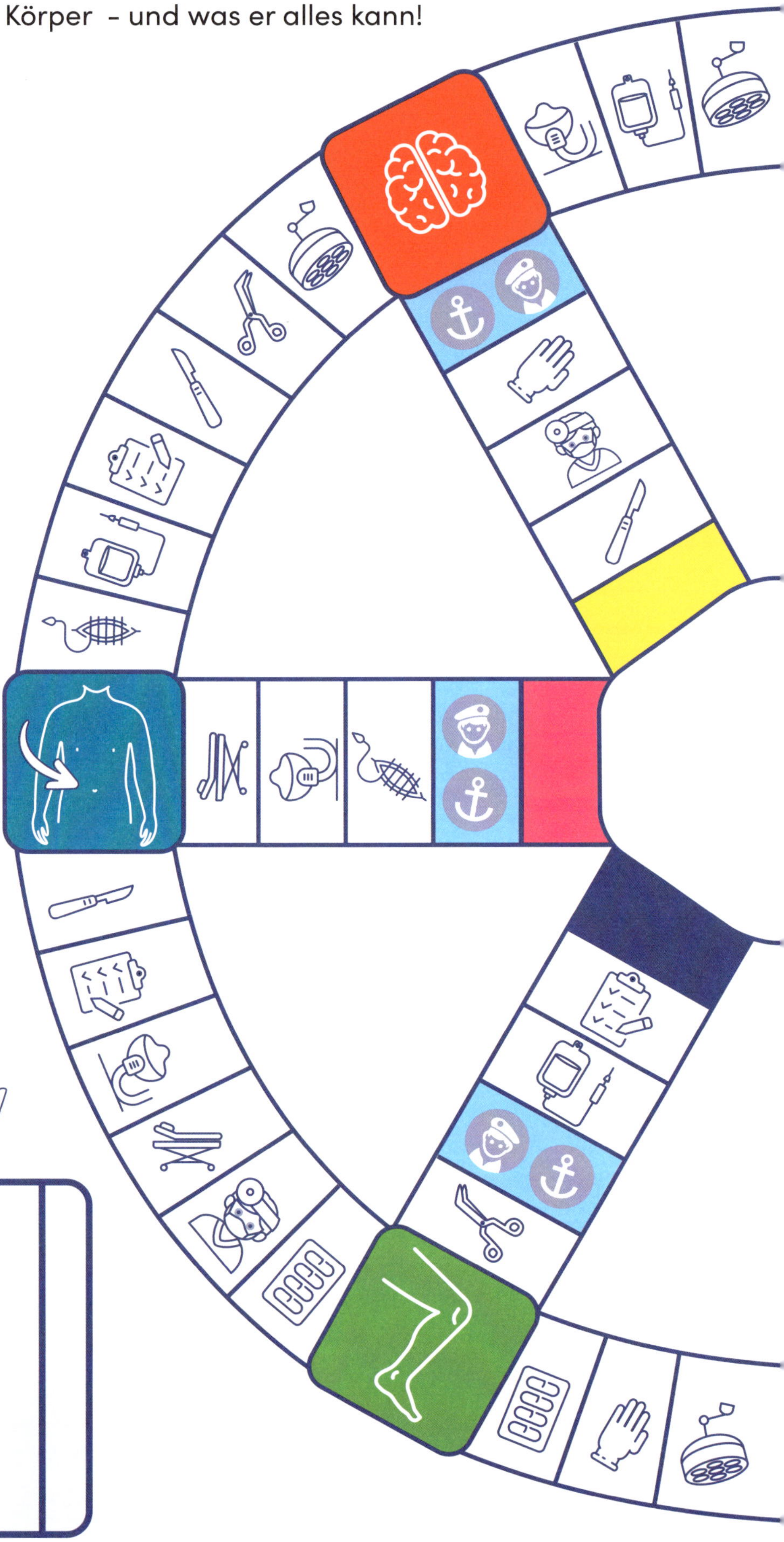

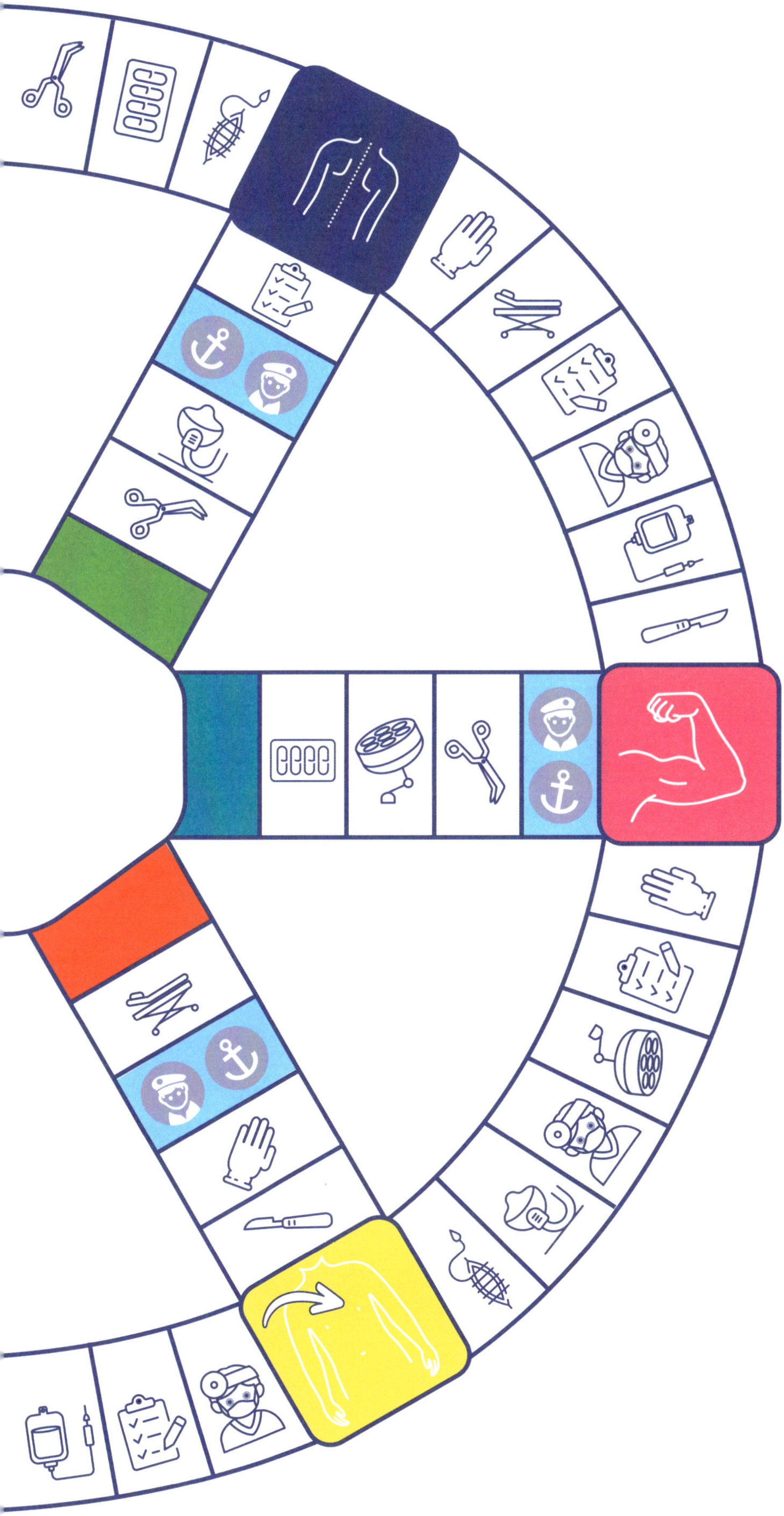

Welche Körperteile und ihre Aufgaben kennst du?
In den färbigen Feldern in der Mitte des Kreises kannst du noch weitere Körperteile eintragen, einzeichnen oder einkleben.

Kennst du jemanden in deiner Familie oder in deinem Freundeskreis, der/die vielleicht auch schon einmal operiert wurde?

2.3 So läuft meine Operation ab

(M)Eine Operation muss genau geplant werden und es ist ein großes Team mit vielen wichtigen Aufgaben daran beteiligt. In einem Gespräch wird mir vorher alles genau erklärt.

Ärztinnen unterteilen jede Operation in drei Zeitphasen: die Zeit vor, während und nach einer Operation. In jeder Zeitphase sind besondere Dinge zu beachten. Vergiss nicht, deinen OP-Termin in deinem Kalender zu notieren!

MEIN OP-PLAN

DIESE UNTERSUCHUNGEN BRAUCHE ICH NOCH:

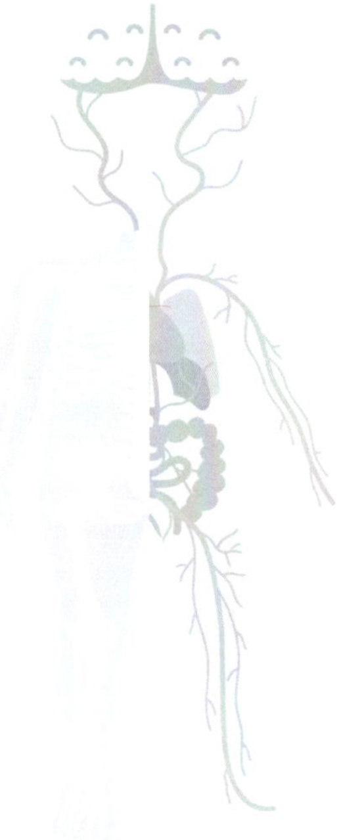

ZIEL DER OPERATION:

....

....

....

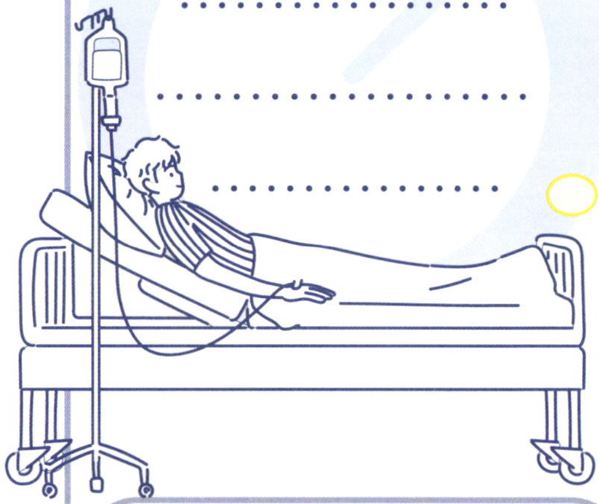

AB WANN MUSS ICH NÜCHTERN BLEIBEN (darf also nichts trinken und essen)?

WER BEGLEITET MICH BIS ZUR OPERATION?

WER IST BEI DER OPERATION DABEI?

MEIN OP-PASS

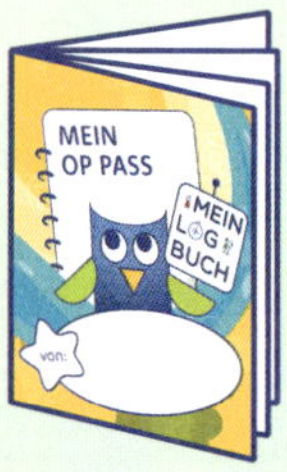

Notiere alles in deinem OP-Pass!

In Kapitel D/2.5 (siehe S. 85) findest du deinen persönlichen OP-Pass. Damit du einen guten Überblick behältst, kannst du darin alles Wichtige notieren und diesen immer mitnehmen.

2.4 So kann ich mich auf meine Operation vorbereiten – Meine Traumgeschichte

DAS ERLEBE ICH:

TRAUMFARBE:

WICHTIGE WÖRTER ODER SÄTZE:

SO FÜHLE ICH MICH DERZEIT:

HIER MÖCHTE ICH SEIN:

Du kannst dich auf deine Operation vorbereiten! Überlege dir einen schönen Traum. Damit kannst du dich selbst gut beruhigen und entspannen. Hier findest du Platz, deinen ganz persönlichen Traum aufzuschreiben oder aufzuzeichnen.
Wenn du Lust hast, kannst du deine Geschichte auch aufnehmen und dir immer wieder anhören.

Gibt es jemand Besonderen (z.B. ein Kuscheltier), den du dabeihaben möchtest? Frag bei deiner zuständigen Pflegefachkraft nach, bis wohin deine Begleitung mitkommen darf!

2.5 So geht es nach der Operation weiter

Es ist ganz normal, dass man sich nach einer OP nicht gleich wieder ganz fit fühlt. Daher wirst du danach noch gut beobachtet und öfters untersucht. Es kann auch vorkommen, dass du dazu auf der Intensivstation bleiben musst. Damit es dir gut geht, bekommst du Schmerzmittel.

Frage dazu am besten deine Ärztin oder deine Psychologin. Sie können dir alles ganz genau erklären.

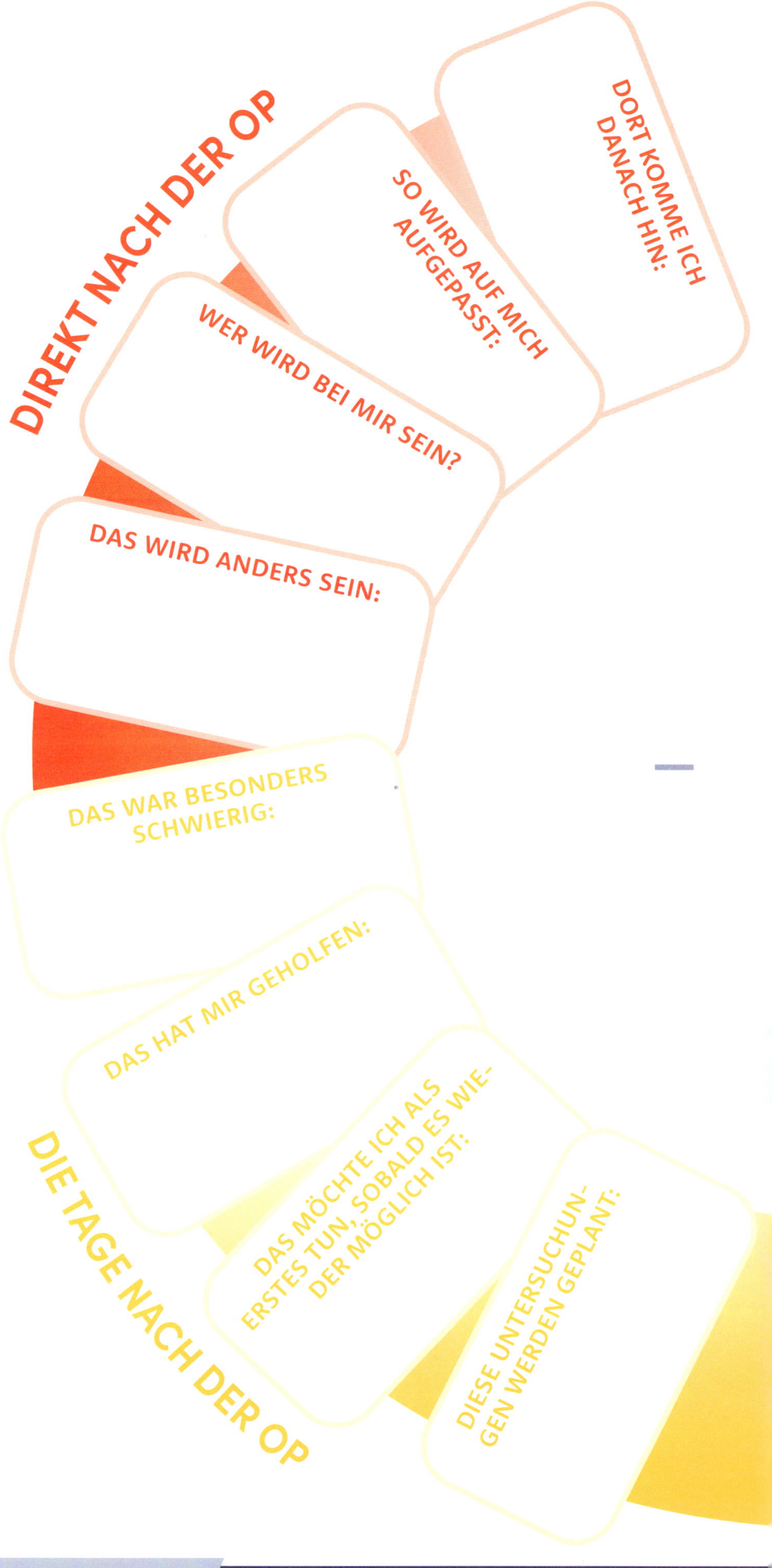

2.6 OP geschafft! Das tut mir jetzt gut

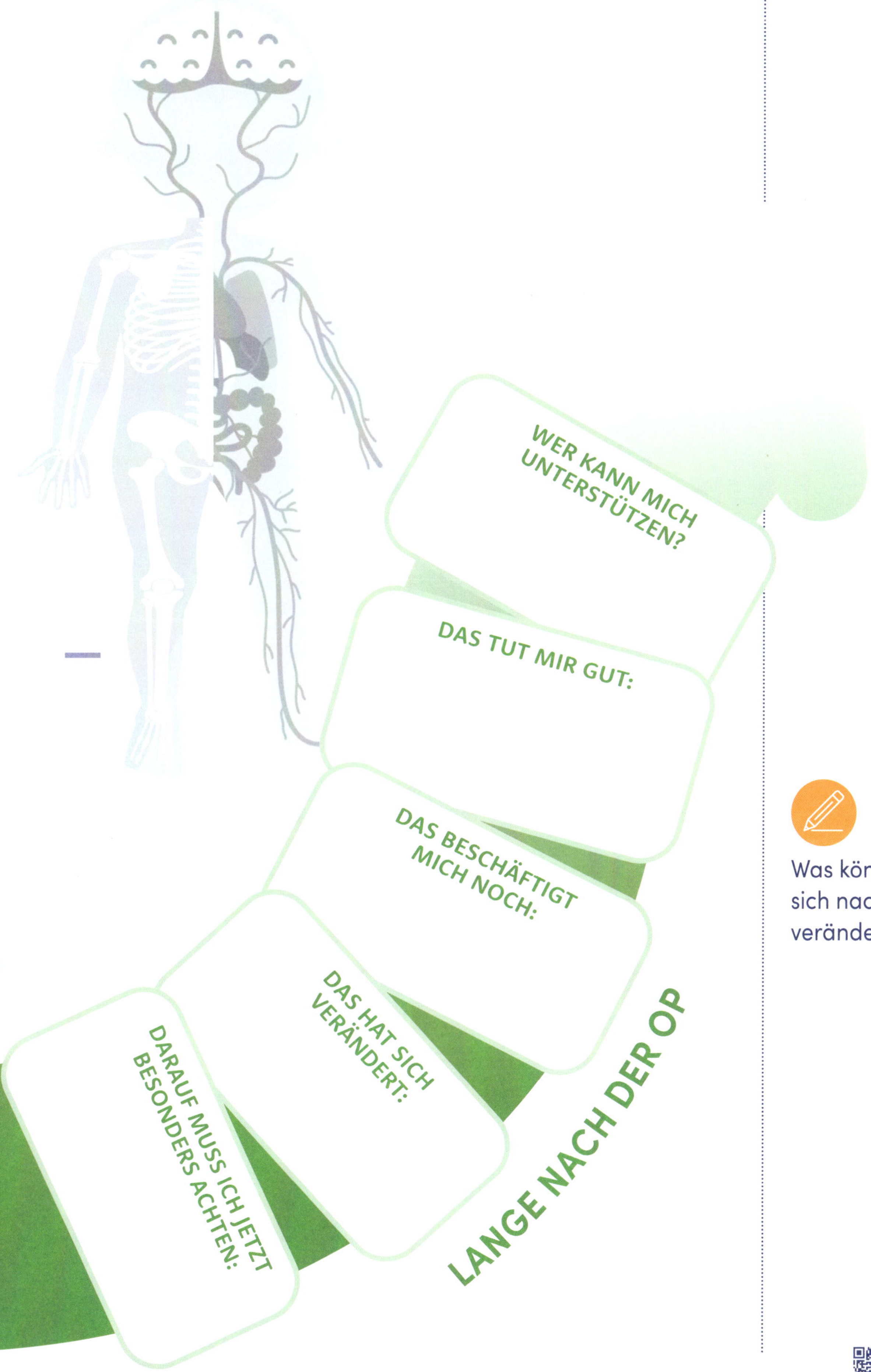

Was könnte oder wird sich nach der OP verändern?

2.7 Logbuch-Expert:in für: Meine Operation – Jetzt kenne ich mich aus!

Du hast jetzt viel über Operationen allgemein und über deine eigene Operation erfahren. Du bist jetzt ein Operations-Experte/eine Operations-Expertin. Trage ein, worüber du schon Bescheid weißt und was du schon alles geschafft hast.

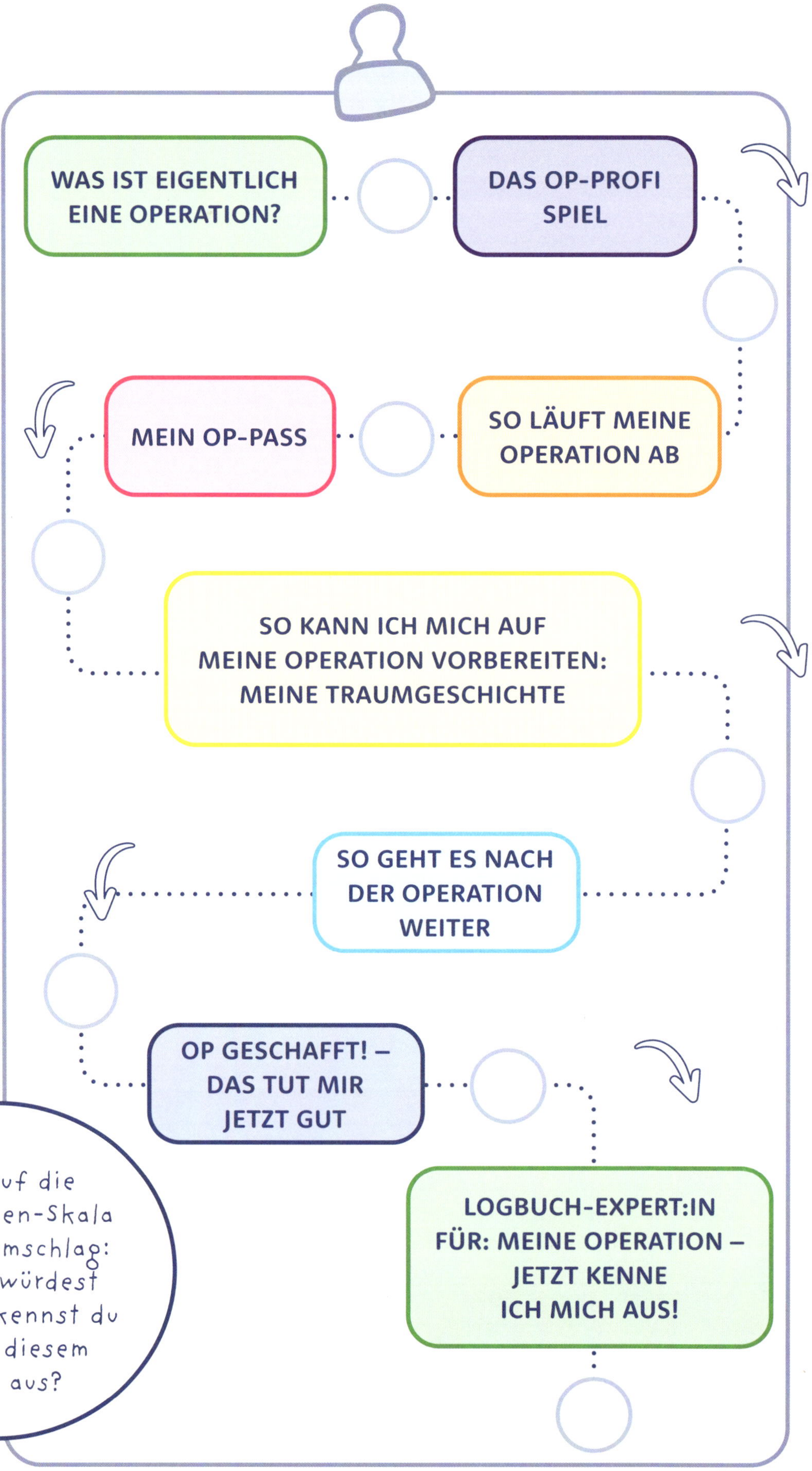

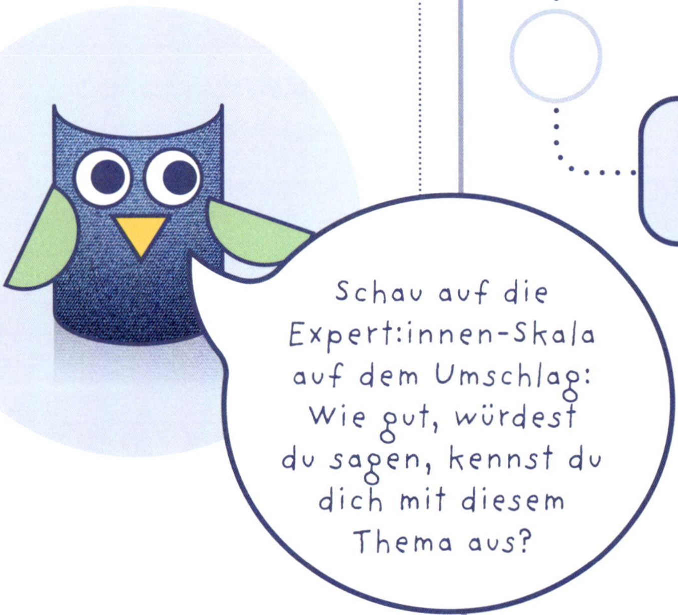

Platz zum Zeichnen oder Bekleben!

Meine Behandlung und Therapie

B

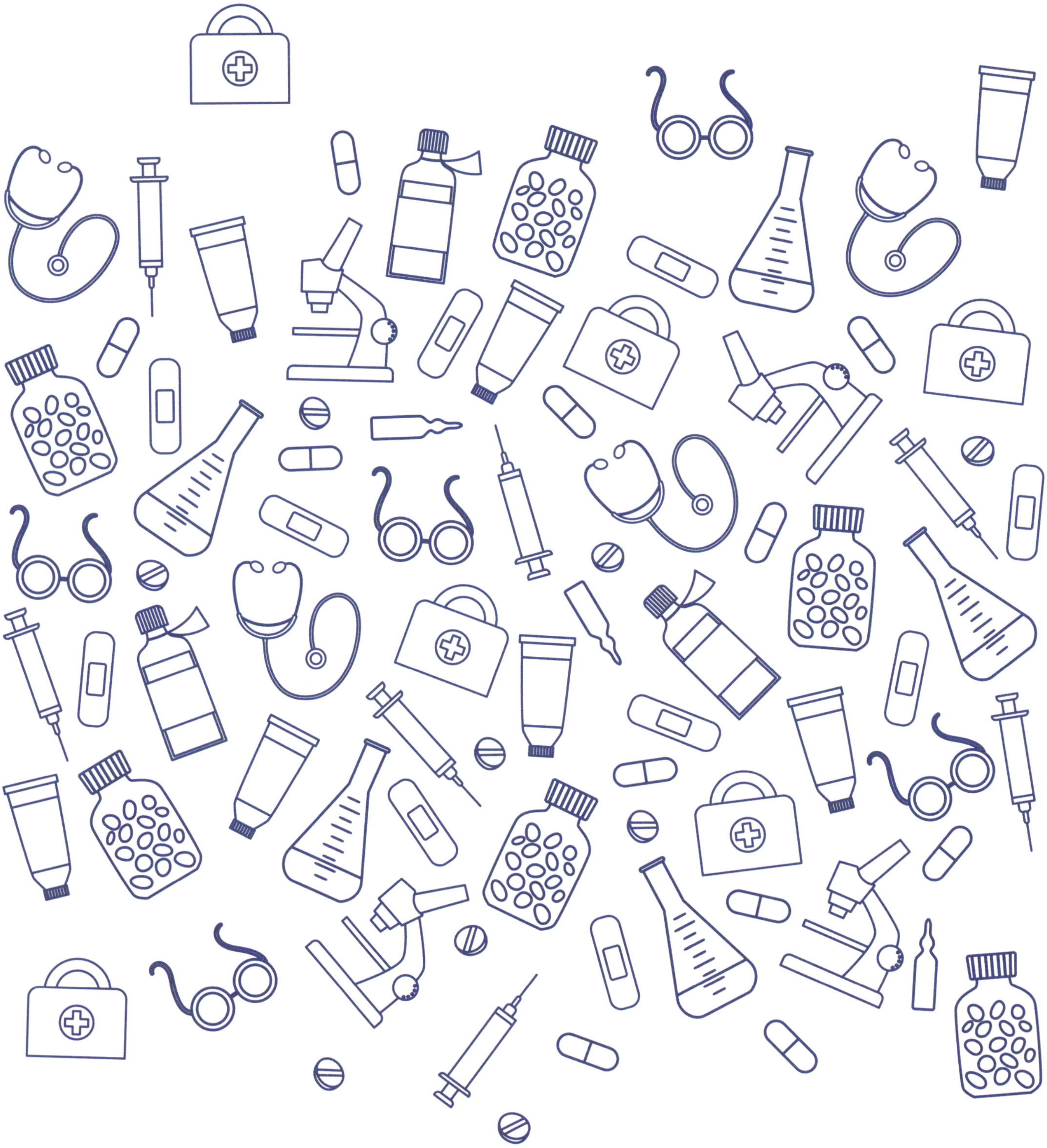

Viel Spaß
beim Ausmalen!

1 Mein ABC der Chemotherapie

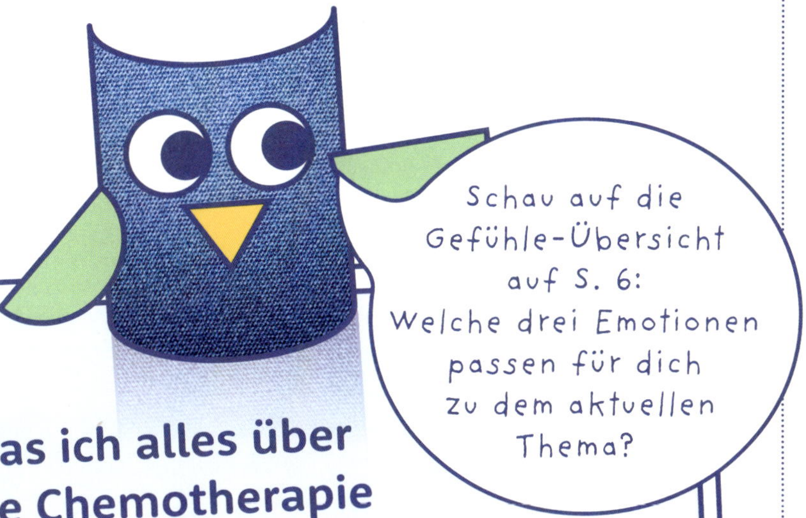

1.1 Was ich alles über die Chemotherapie wissen sollte

Die Chemotherapie ist eine sehr wirksame Therapie! Sie erwischt Tumor- oder Krebszellen, damit sie sich nicht weiter teilen können und dir Schwierigkeiten bereiten. Das sind Zellen, die sich nicht an ihren Bauplan halten und sich nur noch teilen (oft sehr schnell) oder sogar verändern. Sie erfüllen ihre speziellen Aufgaben nicht mehr.

Die Chemotherapie erwischt aber leider auch gesunde Zellen, die sich ebenso rasch teilen müssen, damit sie wachsen können. Das sind z. B. deine Haarzellen. Das bedeutet, dass dir die Haare ausfallen können. Ein weiteres Beispiel sind die Blutzellen.

Die Chemotherapie ist eine Kombination aus unterschiedlichen Medikamenten. Sie wird genau geplant und auf dich abgestimmt. Das wird dann ganz genau im Therapieprotokoll beschrieben. Deine Ärztin sagt dir, wie du die Therapie bekommen wirst – als Infusion, mit einer Spritze und/oder mit Tabletten, einem Saft oder einem Sirup zum Schlucken. Du erfährst auch rechtzeitig, wie oft und wie lange du diese Medikamente benötigst, damit sie wirken können.

Weißt du, welche Aufgaben Zellen haben? Lies zur Diagnose alles nach in MeinLogbuch – Basisband.

Chemotherapie greift Zellen an, die sich schnell teilen. Hast du eine Idee, welche Zellen sich noch schnell teilen?

Frage dazu am besten deine Ärztin oder deine Psychologin. Sie können dir alles ganz genau erklären.

Denke daran, alle Termine in deinem Kalender zu notieren. Dein persönlich gestalteter Therapie-Plan in Kapitel A/1.5 (siehe S. 8) kann dir dabei helfen, den Überblick zu behalten. Sticker dazu findest du in Kapitel D/1.2 (siehe S. 67, 69 und 71).

1.2 So wird meine Chemotherapie ablaufen – Ich habe einen Plan

START CHEMOTHERAPIE

WIE LANGE DAUERT EIN BLOCK/ ZYKLUS?

WAS PASSIERT ZWISCHEN DEN BLÖCKEN?

ANZAHL DER BLÖCKE INSGESAMT:

VORAUS-SICHTLICHE DAUER INSGESAMT:

HIER FINDET DIE CHEMOTHERAPIE STATT:

....

....

WER KANN MICH BEGLEITEN?

....

....

DAS MUSS ICH UNBEDINGT BEACHTEN:

....

....

....

....

DAS MÖCHTE ICH NOCH WISSEN:

....

....

....

....

SO BEKOMME ICH DIE CHEMOTHERAPIE VERABREICHT:

....

....

....

....

1.3 Das ist vor, während und nach einer Chemotherapie zu tun

START CHEMO-BLOCK

VORBEREITUNG

CHEMOTHERAPIE-BLOCK

NACHBEREITUNG

ABSCHLUSS CHEMO-BLOCK

Je nach Art der Chemotherapie muss man bestimmte Dinge beachten. Fällt dir dazu etwas ein?

Frage dazu deine zuständige Pflegeperson, sie kann dir alles genau erklären.

Es gibt für jeden Tag eine Karte mit Rätseln und Spielen. Welche Aufgaben sind da wohl zu lösen? In Kapitel D/2.6 (siehe S. 87) findest du die Karten, ziehe jeden Tag eine.

1.4 So funktioniert mein Blut

In dieser Übersicht fehlen einige Bausteine. Im Stickerbogen in Kapitel D/1.3 (siehe S. 67) verstecken sich die fehlenden Informationen.

Blut ist für uns lebensnotwendig und übernimmt viele Aufgaben in unserem Körper. Es gibt verschiedene Arten von Blutzellen, die unterschiedliche Aufgaben haben.

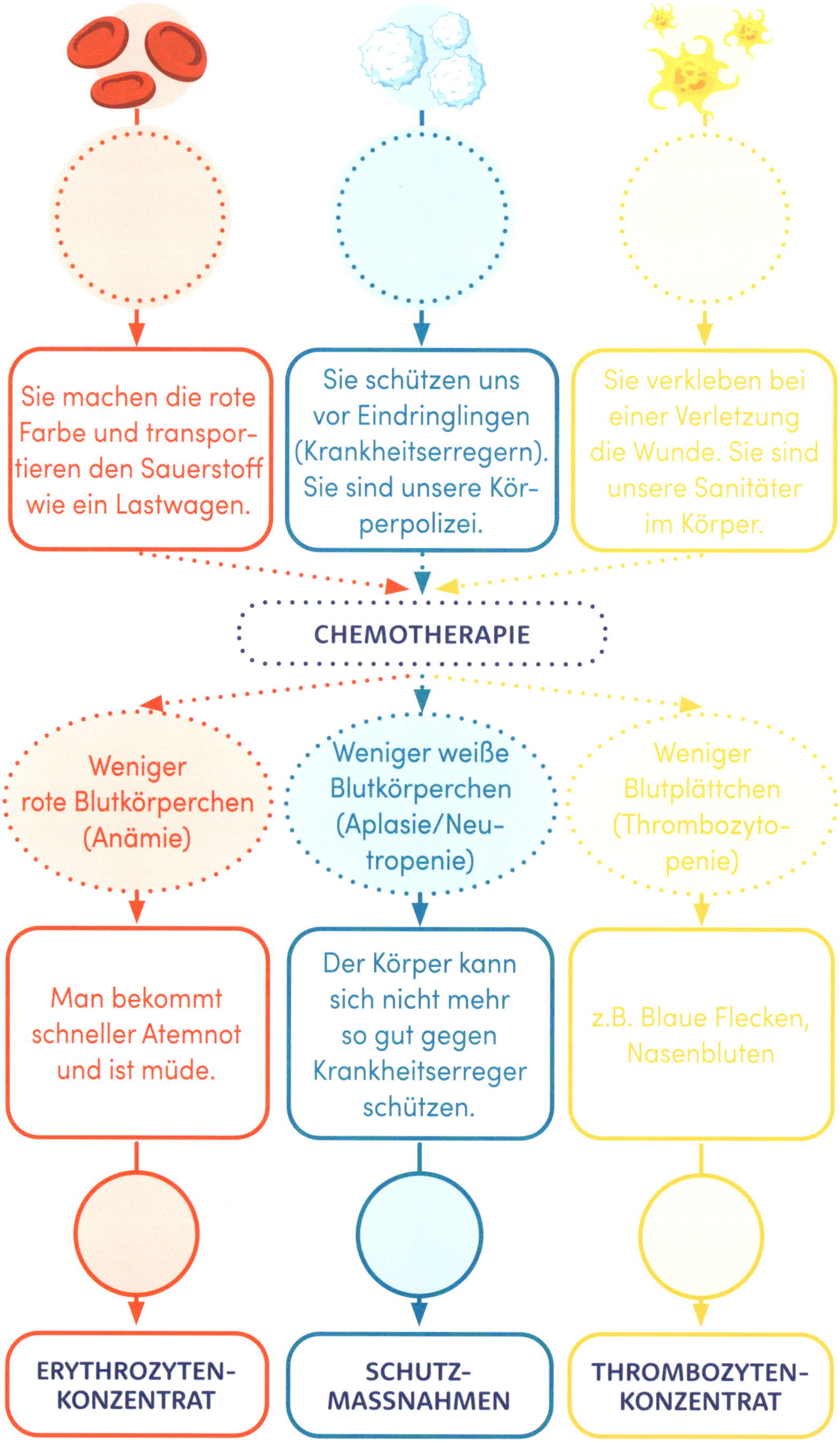

Erwischt die Chemotherapie gesunde Zellen, dann nennt man das Nebenwirkung. Dein Behandlungsteam kann dir helfen im Umgang damit.

1.5 Meine Mutmacher-Box

Nun bin ich schon ein richtiger Profi, denn ich habe vieles über die Chemotherapie gelernt. Trotzdem ist die Chemotherapie manchmal ganz schön herausfordernd, weil sie lange dauert, weil ich dann im Krankenhaus sein muss oder weil Nebenwirkungen auftauchen. Meine Mutmacher-Box kann all meine Gedanken für mich aufbewahren und darin sammle ich Ideen, wie ich mich darum kümmern kann.

DAS HAT MICH RICHTIG WÜTEND GEMACHT:

DAS HAT MICH SEHR GEFREUT:

DARAUF BIN ICH STOLZ:

DAS HAT MIR SORGEN BEREITET:

DAS IST MIR POSITIV IN ERINNERUNG GEBLIEBEN:

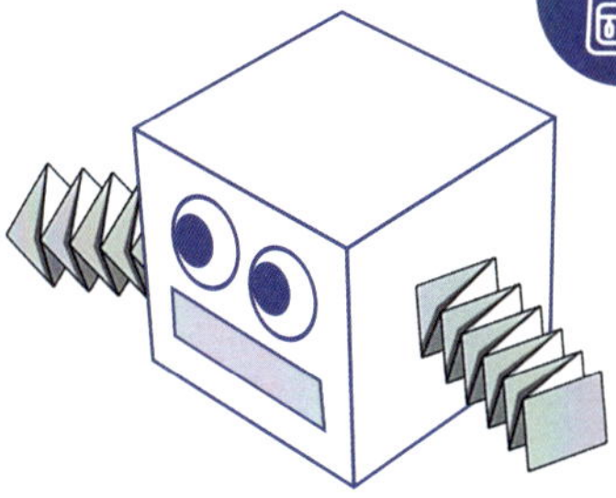

Du kannst deine Gedanken, Sorgen, Ideen oder Ziele auf Zettel schreiben und diese in deiner Mutmacher-Box sammeln. Das kann Dich entlasten und stärken. Deine Mutmacher-Box findest du in Kapitel D/2.1 (siehe S. 75). Wie soll sie aussehen?
Was könnte deine Mutmacher-Box dir empfehlen? Worum soll sie sich zuerst kümmern?

Weitere Strategien im Umgang mit deiner Behandlung findest du in der Schatzkiste in MeinLogbuch – Basisband.

ELTERN INFO

Du kennst sicher das Spiel „Mensch ärgere dich nicht“. Finde heraus, welche besonderen Aufgaben in diesem Spiel versteckt sind!

1.6 Spiel: Mensch, Nebenwirkung – Ich ärgere mich nicht!

Mein Umgang mit den Nebenwirkungen der Chemotherapie

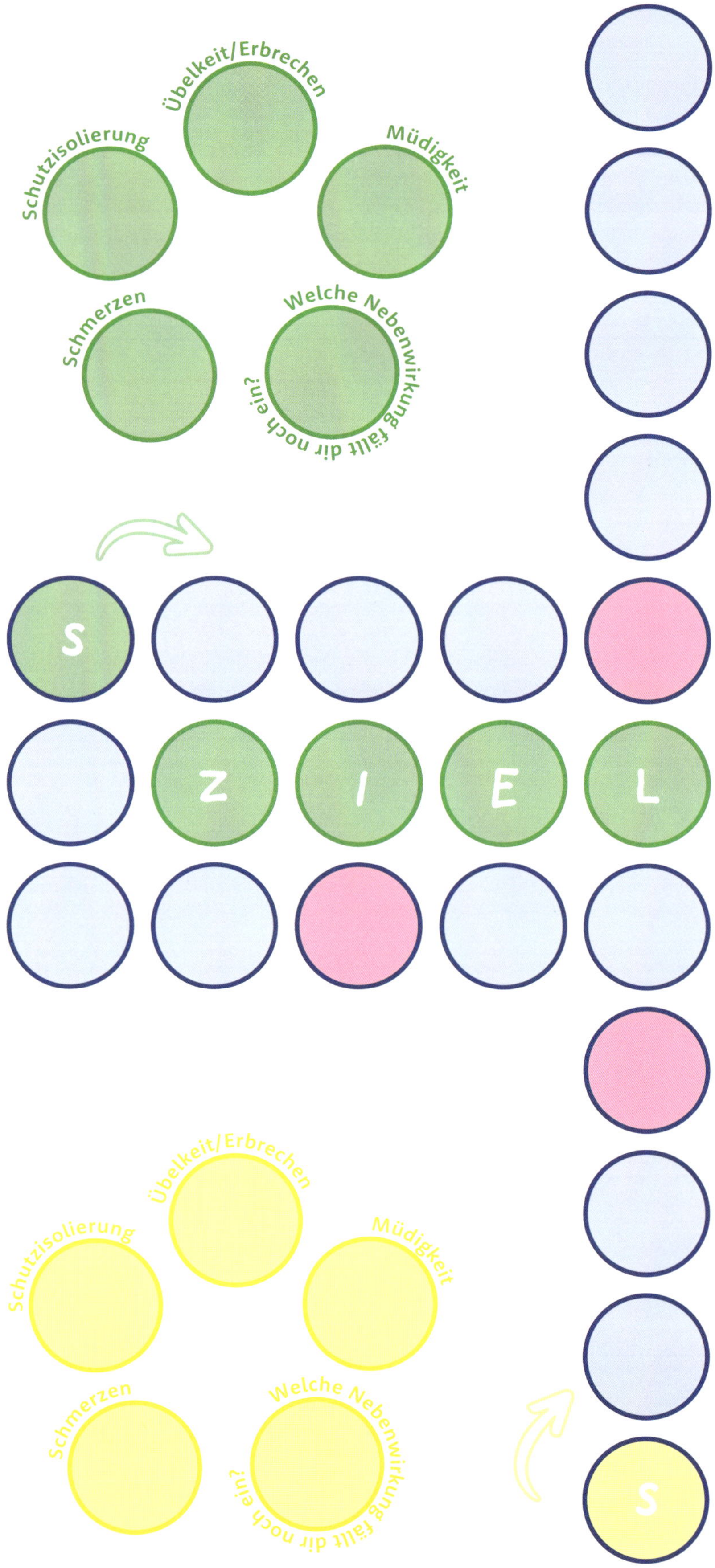

Die pinken Felder sind Aktionsfelder. Hier kannst du Aktionskarten sammeln. Manches hält dich auf (2 Felder zurück) und manches bringt dich weiter (2 Felder vor).

Die Aktionskarten zu diesem Spiel findest du zum Ausschneiden in Kapitel D/2.2 (siehe S. 77).

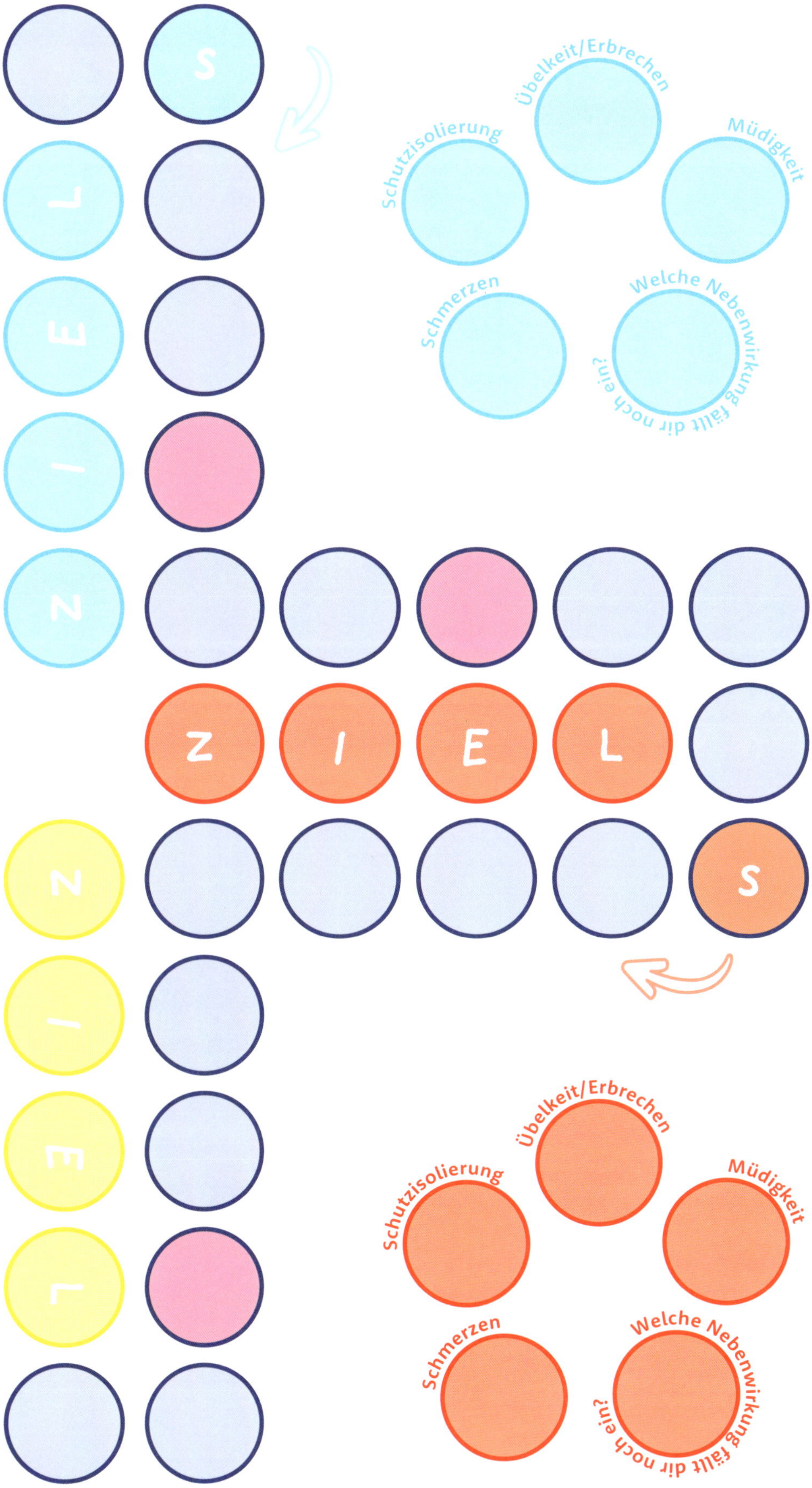

Spielanleitung:

Jede Spielfigur steht auf einem Nebenwirkungsfeld. Wenn du Bescheid weißt, wie du mit der jeweiligen Nebenwirkung umgehen kannst oder was dir helfen kann, darfst du an den Start (S). Du darfst nun würfeln und so viele Felder wie gewürfelt vorwärtsziehen.

Du benötigst:

- 4 Spielfiguren in einer Farbe pro mitspielender Person
- einen Würfel
- Aktionskarten

1.7 Logbuch-Expert:in für: Mein ABC der Chemotherapie

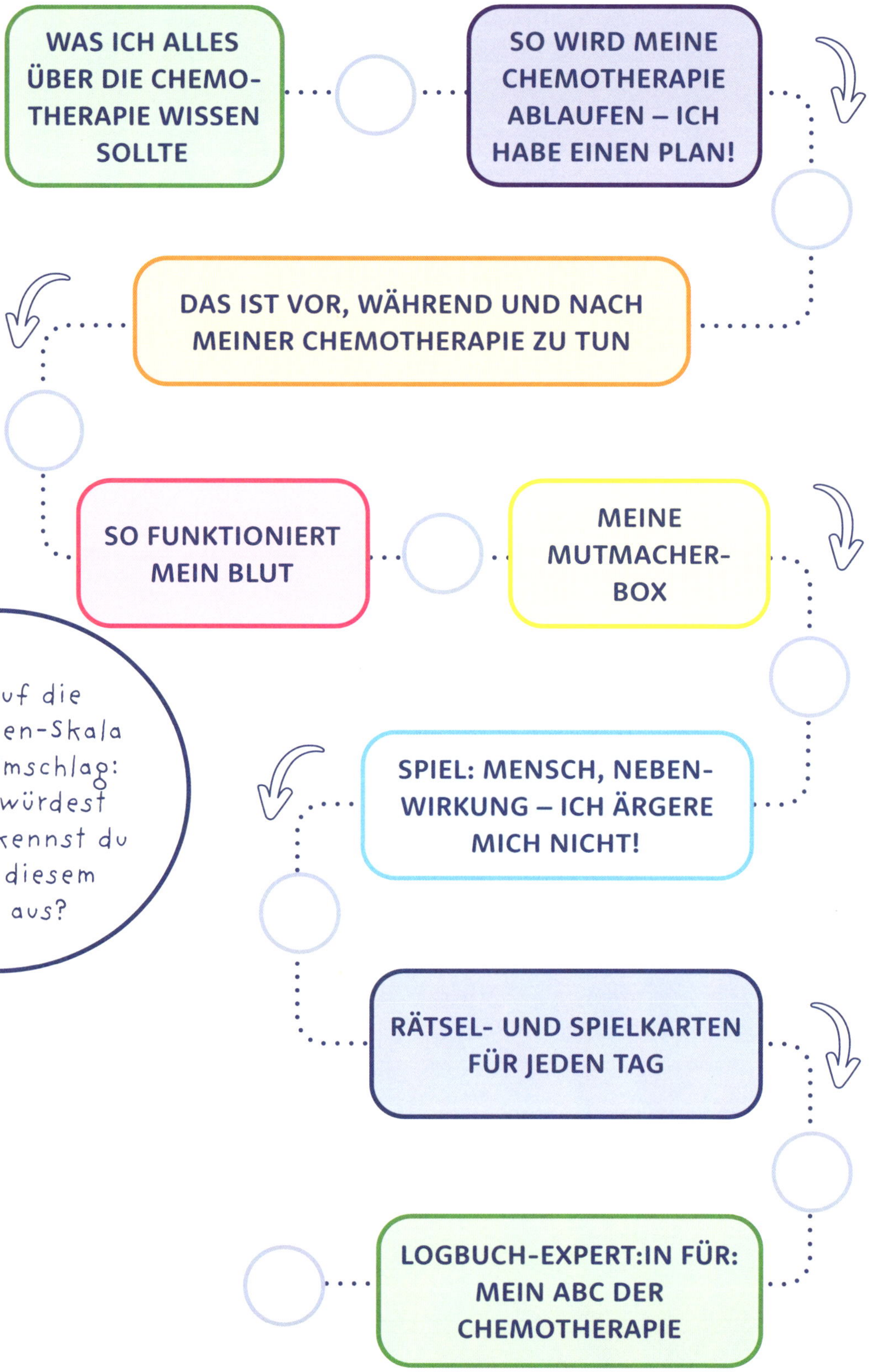

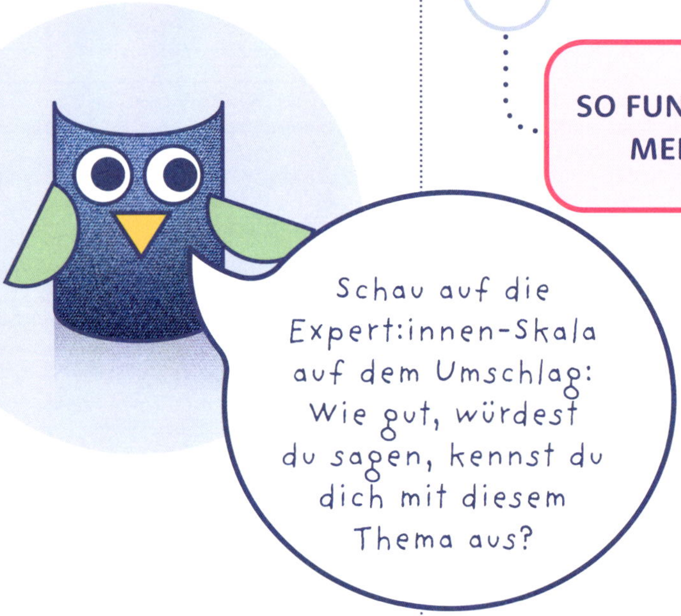

Gratuliere!
Du bist nun ein Chemotherapie-Profi und kennst dich aus.

2 Mein Weg durch die Strahlentherapie

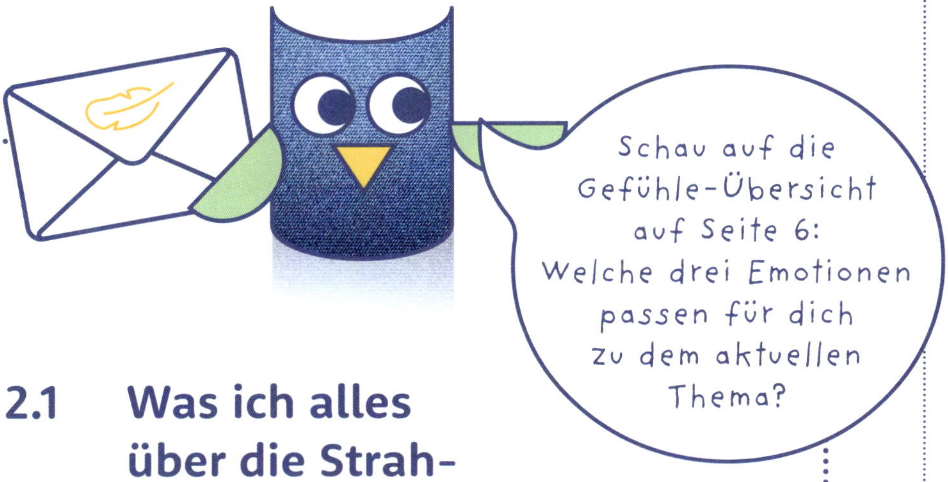

2.1 Was ich alles über die Strahlentherapie wissen sollte

Die Strahlentherapie ist eine Behandlung, mit der man Zellen bekämpfen kann, die sich nicht an den Bauplan gehalten haben und damit unkontrolliert wachsen. Dafür wird ein Bestrahlungsgerät verwendet. Aus diesem kommen Strahlen, die man nicht fühlen, sehen oder hören kann. Man nennt dies dann Photonen- oder Protonentherapie.

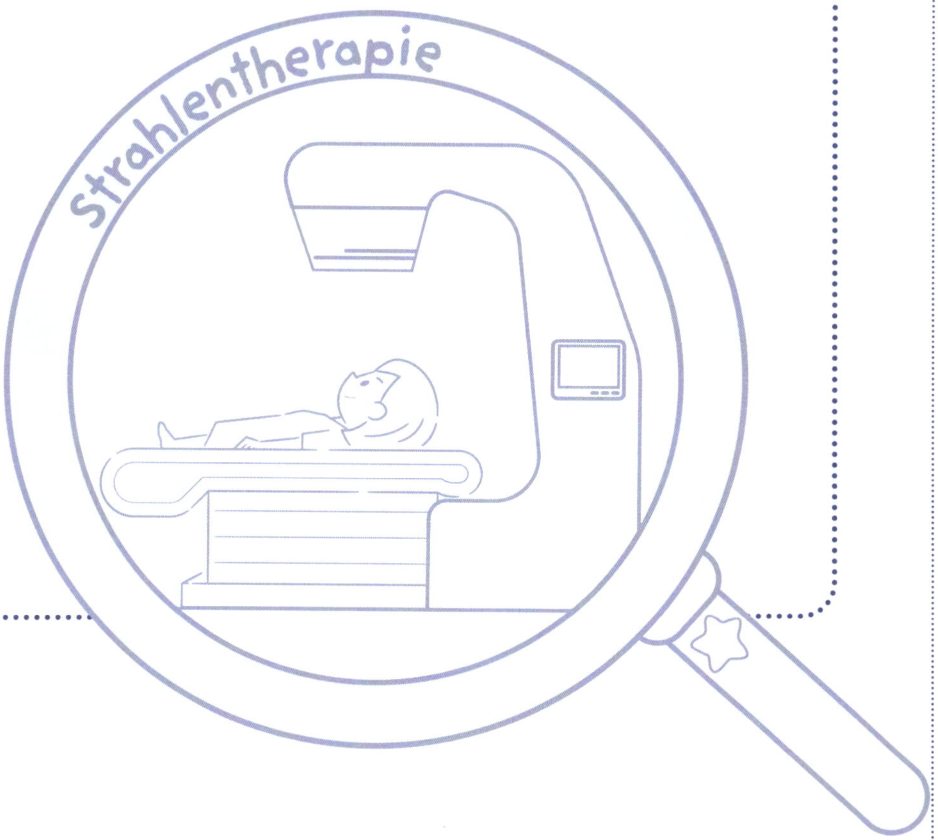

Weißt du, welche Aufgaben Zellen haben? Lies nach im Kapitel „Mein Weg zur Diagnose" in MeinLogbuch – Basisband.

Es gibt verschiedene Bezeichnungen für dieses Gerät – finde heraus, wie es genannt wird.

Während der Therapie darfst nur du im Raum sein! Aber deine Begleitperson sieht dich, sie ist im Nebenzimmer und kann mit dir sprechen.

Es gibt Geschichten und Bücher, in denen man alles über die Strahlentherapie nachlesen kann. Du kannst auch immer dein Behandlungsteam um Unterstützung fragen!

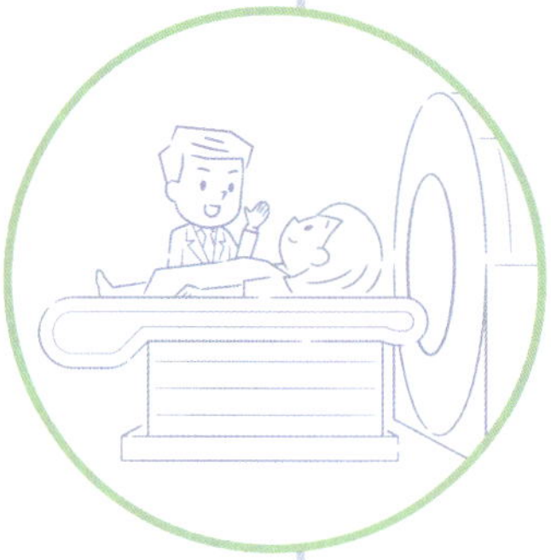

Eine Strahlentherapie muss ganz genau geplant werden. Deshalb sind vor Beginn der Behandlung ein paar Untersuchungen notwendig. In einem **Planungs-CT (Computertomographie)** und/oder einem **Planungs-MRT (Magnetresonanztomographie)** wird ein Bild von dem Körperteil gemacht, bei dem eine Strahlentherapie notwendig ist.

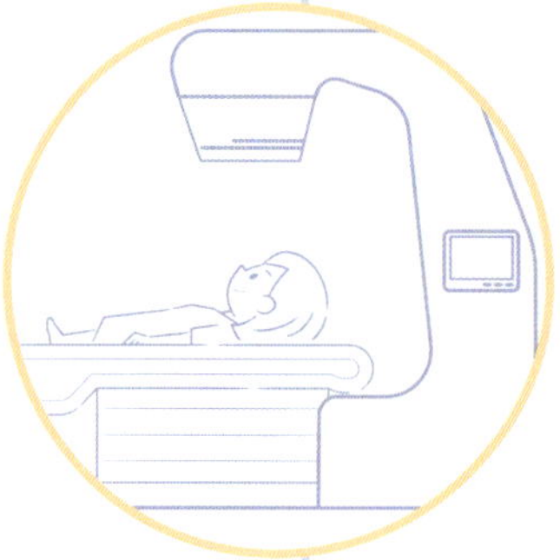

Die **Photonentherapie** dauert meist einige Minuten, die **Protonentherapie** kann bis zu einer Stunde dauern. Währenddessen ist es wichtig, ruhig liegen zu bleiben, damit man genau die Zellen trifft, die man treffen möchte. Dazu gibt es verschiedene Hilfsmittel. Sie werden Lagerungshilfen genannt. Es gibt Masken und Kissen, die speziell für mich angefertigt werden. Manchmal werden auch Markierungen auf meinen Körper oder meine Maske aufgemalt.

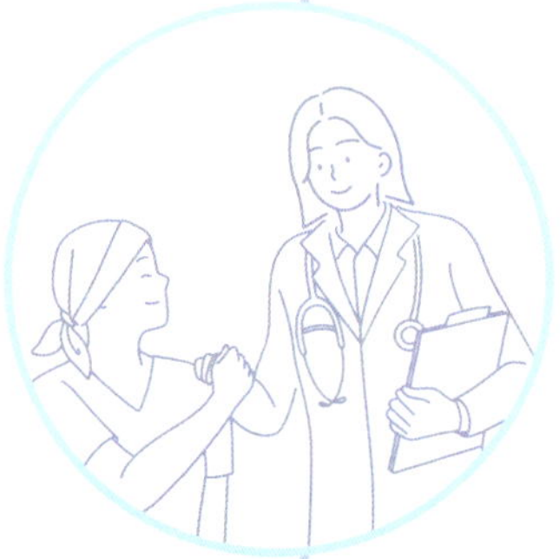

Leider lässt es sich nicht vermeiden, dass auch gesunde Zellen mitbestrahlt werden. Dadurch kann es vorkommen, dass mir die Haare ausgehen, ich weniger Appetit habe, mir übel wird oder ich mich sehr müde fühle.
Für all diese **Nebenwirkungen** gibt es Tipps und Tricks, die mir dabei helfen, das gut zu schaffen!

2.2 So kann ich mich auf die Strahlentherapie vorbereiten

DARUM IST EINE STRAHLENTHERAPIE NOTWENDIG:

- ○ ....
- ○ ....
- ○ ....
- ○ ....
- ○ ....

WÄHREND DER STRAHLENTHERAPIE IST BESONDERS WICHTIG:

- ○ ....
- ○ ....
- ○ ....
- ○ ....
- ○ ....

DARÜBER MACHE ICH MIR NOCH GEDANKEN:

- ○ ....
- ○ ....
- ○ ....
- ○ ....
- ○ ....

Weißt du, was du tun musst, bevor die Strahlentherapie beginnt?

ELTERN INFO

Schreib/Zeichne auf, welche Tipps und Tricks dir helfen können! Vielleicht kennst du schon etwas? Frage auch dein Behandlungsteam, welche Möglichkeiten es für dich noch gibt! Notiere, was du zu deiner Behandlung mitnehmen möchtest.

2.3 So klappt die Strahlentherapie bestimmt!

- RUHESÄTZE
- FANTASIEREISE (DER MAGISCHE ORT)
- HÖRBÜCHER/VORLESEN
- ATEMTECHNIK
- MUSIKHÖREN
- HELFERLEIN
- GERÜCHE
- MEINE EIGENEN IDEEN

Hast du schon probiert, wie lange du ruhig liegen bleiben kannst?

Meine Bestzeit – So lange kann ich schon ruhig liegen bleiben.

___:___

2.4 So läuft meine Strahlentherapie ab

START-DATUM:

TÄGLICHE UHRZEIT:

DAUER PRO TAG:

DAUER/LÄNGE/ EINHEITEN INSGESAMT:

HIER WIRD DIE STRAHLEN-THERAPIE STATTFINDEN:

....

....

WER KANN MICH BEGLEITEN?

....

....

DAS MACHE ICH DAVOR:

....

....

DAS MACHE ICH DANACH:

....

....

DAS MUSS ICH UNBEDINGT BEACHTEN:

....

....

DAS MÖCHTE ICH UNBEDINGT NOCH WISSEN:

....

....

....

Frage dazu am besten deine Ärztin oder deine Psychologin. Sie können dir alles ganz genau erklären.

Denke daran, alle Termine in deinem Kalender zu notieren. In der Belohnungs-schlange in Kapitel B/2.7 (siehe S. 36) kannst du mit Stickern kennzeichnen, wieviel du bereits geschafft hast!

2.5 Planung der Strahlentherapie

Es ist wichtig, dass meine Strahlentherapie genau geplant wird. Dafür muss ich folgende Dinge vorher erledigen:

TODO, DAMIT MEINE STRAHLENTHERAPIE BEGINNEN KANN:

MEINE HELD:INNEN FIGUR:

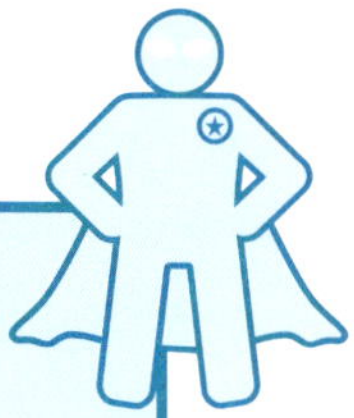

DAS KANN SIE BESONDERS GUT:

Was ist zu tun, bevor die Strahlentherapie beginnen kann?

Um zu überprüfen, ob du bei deiner Strahlentherapie immer richtig liegst, werden Linien in verschiedenen Farben auf deinen Körper oder auf deine Maske gezeichnet. Hier kannst du das selbst ausprobieren. Vielleicht gibt es eine Held:innenfigur, die du gerne zeichnen möchtest?

2.6 So sieht der Raum meiner Strahlentherapie aus

Hier hast du Platz für ein Foto oder eine Zeichnung.

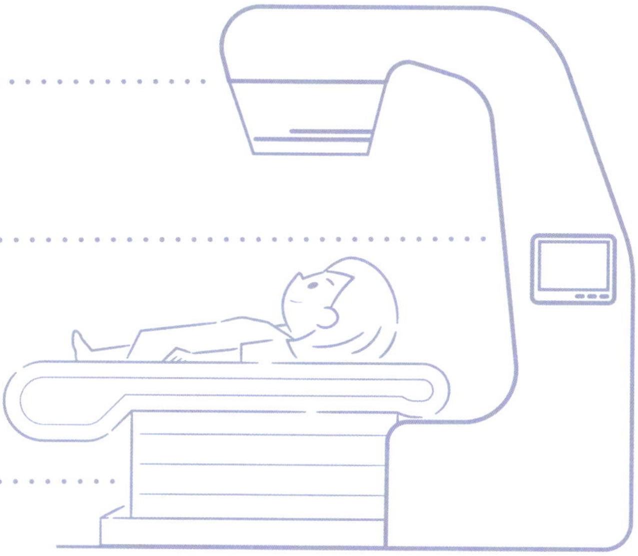

DAS IST EIN:

....

Vielleicht kannst du den Raum für die Strahlentherapie schon vorher besuchen oder ein Foto davon ansehen?

Hier hast du Platz für ein Foto oder eine Zeichnung.

Welche Teile dieses Gerätes kennst du? Wer könnte dir bei diesem Rätsel helfen?

Klebe jeden Tag einen Sticker ein. Du kannst auch das passende Gefühl aus den Gefühle-Stickern auswählen. Dein Team hilft dir im Umgang damit!

2.7 So schaffe ich die Strahlentherapie – Belohnungsschlange

Hier kann ich jeden Tag einen Sticker aus Kapitel D/1.4 (siehe S. 73) einkleben. So behalte ich den Überblick, wie viele Tage der Strahlentherapie ich bereits geschafft habe!

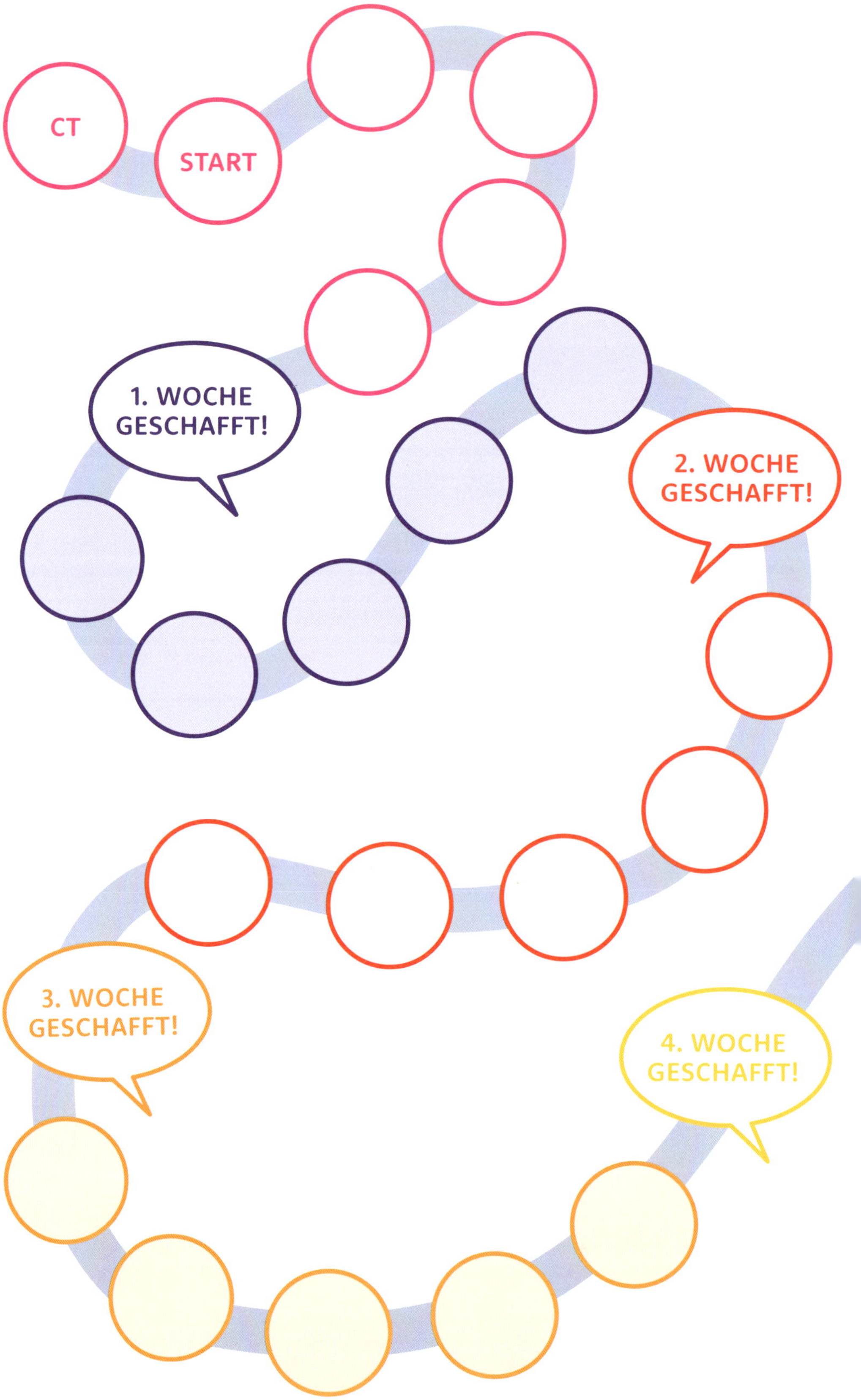

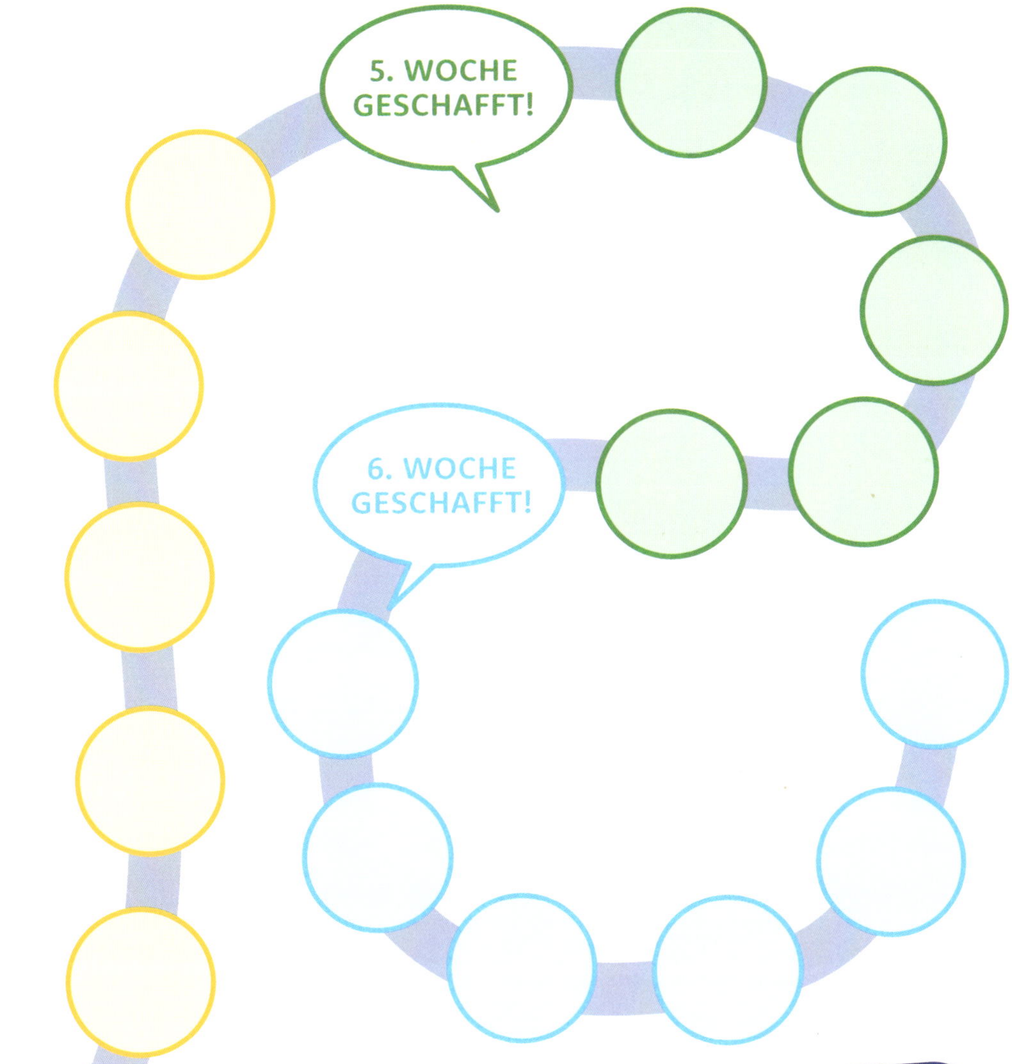

DAS IST MEINE BELOHNUNG, WENN ICH DIE STRAHLENTHERAPIE GEMEISTERT HABE:

DAS MACHE ICH, WENN ICH MIT DER STRAHLENTHERAPIE FERTIG BIN:

Hier hast du Platz zum Zeichnen für lange Wartezeiten.

Es gibt für jeden Tag eine Karte mit Rätseln und Spielen. Welche Aufgaben sind da wohl zu lösen? In Kapitel D/2.6 (siehe S. 87) findest du die Karten, ziehe jeden Tag eine.

2.8 Logbuch-Expert:in für: Mein Weg durch die Strahlentherapie

WAS ICH ALLES ÜBER DIE STRAHLENTHERAPIE WISSEN SOLLTE

SO KANN ICH MICH AUF DIE STRAHLENTHERAPIE VORBEREITEN

SO LÄUFT MEINE STRAHLENTHERAPIE AB

PLANUNG DER STRAHLENTHERAPIE

SO SIEHT DER RAUM MEINER STRAHLENTHERAPIE AUS

SO KLAPPT DIE STRAHLENTHERAPIE BESTIMMT!

SO SCHAFFE ICH DIE STRAHLENTHERAPIE – BELOHNUNGSSCHLANGE

RÄTSEL- UND SPIELKARTEN FÜR JEDEN TAG

LOGBUCH-EXPERT:IN FÜR: MEIN WEG DURCH DIE STRAHLENTHERAPIE

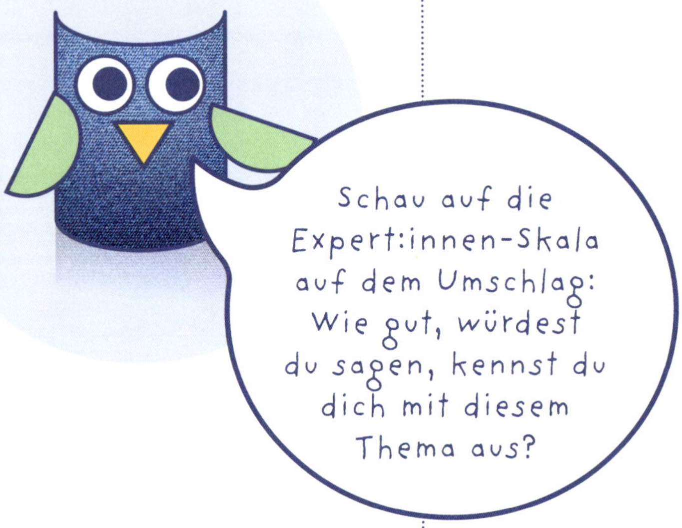

Toll! Du kannst sehr stolz auf dich sein! Kennzeichne, was du schon alles über deine Strahlentherapie weißt.

3 Mission Stammzell-Transplantation

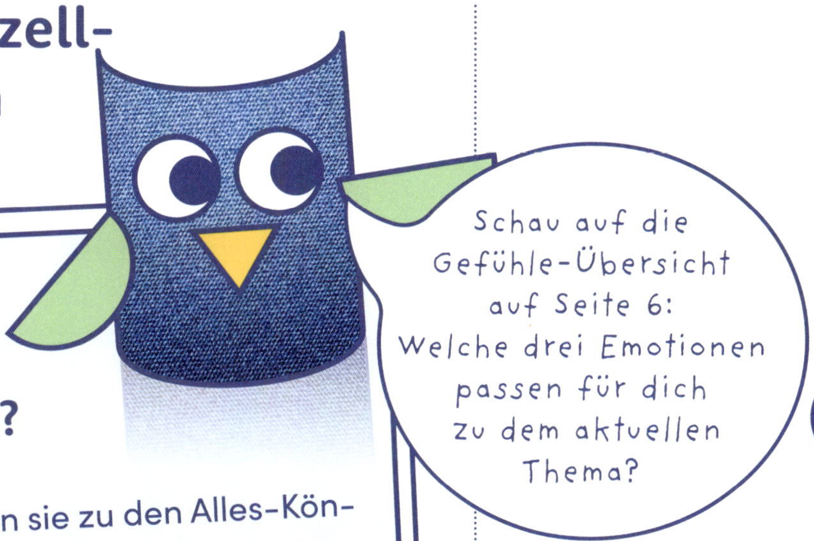

3.1 Was ist eine Stammzell-Transplantation?

Sind Zellen ganz jung, gehören sie zu den Alles-Könnern unter den Zellen, denn sie können sich zu jeglichen Gewebeformen ausbilden: Blut-, Haut-, Muskel- oder Haarzellen. Reifen die Stammzellen dann heran, werden sie zu erwachsenen Stammzellen. Ihre Aufgabe ist es, dafür zu sorgen, dass immer genug Ersatzzellen vorhanden sind. Die Blutstammzelle sorgt im Knochenmark dafür, dass immer genug blutbildende Zellen hergestellt werden oder die Hautstammzelle sorgt dafür, dass wieder neue Haut gebildet wird, z.B. nach einer Verletzung.

Manchmal können wegen einer Erkrankung oder einer Behandlung im Knochenmark nicht mehr genug blutbildende Zellen hergestellt werden oder die Zellen erfüllen ihre Aufgabe nicht mehr. Dann ist eine Stammzell-Transplantation notwendig. Dabei werden entweder meine eigenen Stammzellen gesammelt und mir nach der Therapie wieder gegeben (transplantiert) oder ich bekomme Stammzellen aus dem Knochenmark von jemand anderem.

Vor der Stammzell-Transplantation gibt es einige Untersuchungen und Vorbereitungen im Krankenhaus. Während der Stammzell-Transplantation muss ich eine gewisse Zeit in Isolation bleiben, das heißt, ich bin ganz allein mit meinem Kuscheltier im Zimmer. Das kann ganz schön herausfordernd sein! Es gibt aber Tricks im Umgang mit all diesen Themen.

Wenn du wissen möchtest, wo sich Stammzellen befinden, wie sie gewonnen werden und wie sie wieder in deinen Körper gelangen, frag dazu dein Behandlungsteam.

Wie heißt deine Stammzell-Transplantation?

. . . .

. . . .

. . . .

3.2 So wird meine Stammzell-Transplantation ablaufen – Ich habe einen Plan

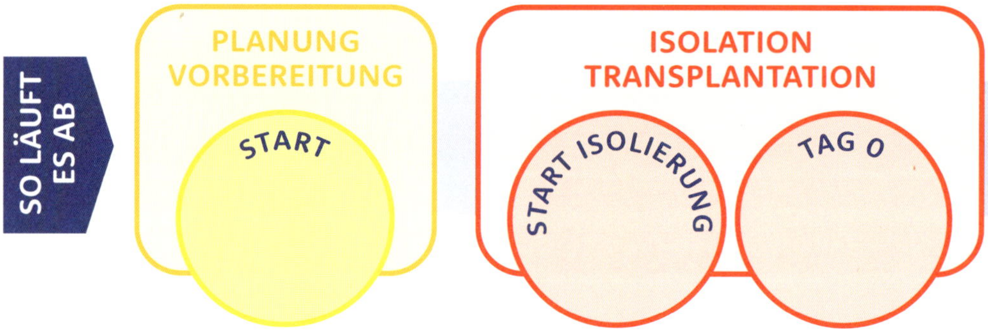

DESHALB IST EINE TRANSPLANTATION NOTWENDIG:

SO KANN ICH ES MEISTERN:

VON HIER KOMMT MEINE STAMMZELL-SPENDE:

DAS MÖCHTE ICH NOCH GENAUER WISSEN:

MEINE PACKLISTE

- MEINLOGBUCH
- MEINLOGBUCH-AKTIONSKARTEN
- FOTOS/BILDER
- MEIN KUSCHELTIER
- SPEZIELLE WÄSCHE

Sticker zu den vier Formen der Art der Spende findest du in Kapitel D/1.5 (siehe S. 67).

Eine Stammzell-Transplantation braucht einen ganz genauen Plan, wie bei einer Weltraum-Mission. Hier findest du einen Überblick über die Phasen, die du im Zuge deiner Transplantation kennenlernen wirst.

Wie kannst du dich auf die Zeit deiner Weltraum-Mission gut vorbereiten? Was muss dafür im Vorfeld alles mitbedacht werden? Wer oder was kann dir helfen, diese Zeit gut durchzustehen?

Denke daran, alle Termine in einem Kalender zu notieren!

GESCHAFFT!

PLANUNG DER ENTLASSUNG

REGENERATION

TAG 100

TAG 200

DAS MUSS ICH UNBEDINGT NOCH VORHER ERLEDIGEN:

MEINE CO-PILOTIN/ MEIN CO-PILOT:

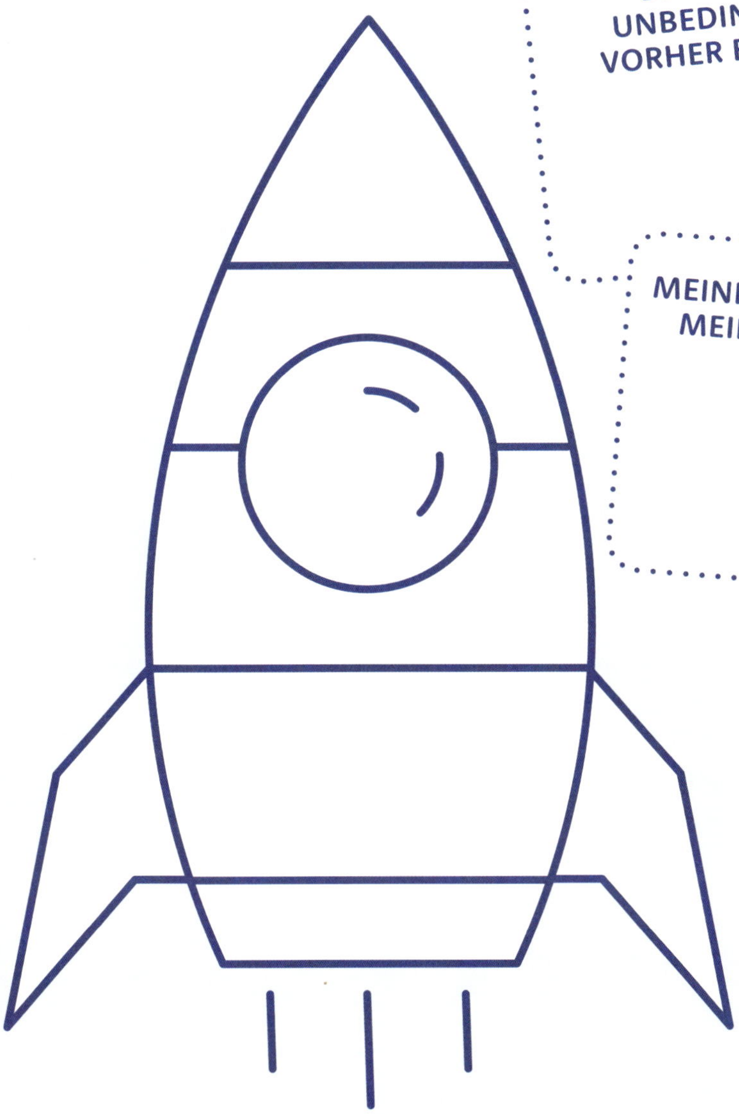

SO HEISST MEINE MISSION:

....

Du hast eine große Aufgabe vor dir und wirst eine Weile unterwegs sein. Versuche dir vorzustellen, du bist ein/e Astronaut/in.
Wie heißt deine Mission? Wie würdest du deine Rakete gestalten?

Ein ganzes Team wird dich begleiten. Überlege, wer dein Co-Pilot/deine Co-Pilotin für diese Zeit sein kann.

Hier findest du eine Packliste: Was brauchst du für deine Reise?
Frag dein Team, was du mitbringen kannst.

ELTERN INFO

3.3 Ich bin gut auf meine Stammzell-Transplantation vorbereitet

Während der Isolation musst du einiges beachten. Dein Behandlungsteam erklärt dir dazu alles, damit du dich auskennst und alles gut klappt.

Alle müssen ganz besondere Sicherheitsmaßnahmen einhalten, um dich gut zu schützen. Finde heraus, wer zu dir kommt und was ihre Aufgaben sind.

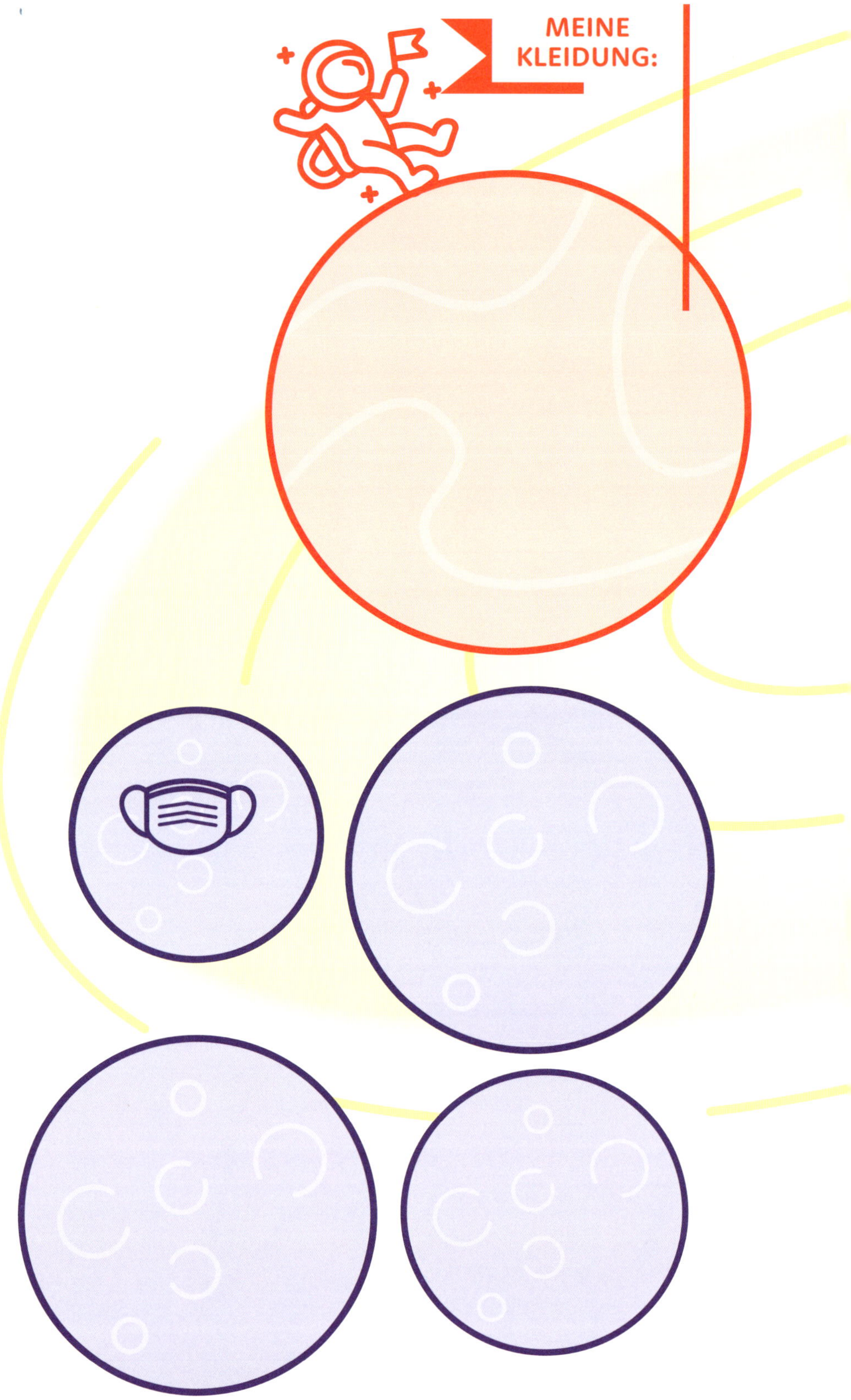

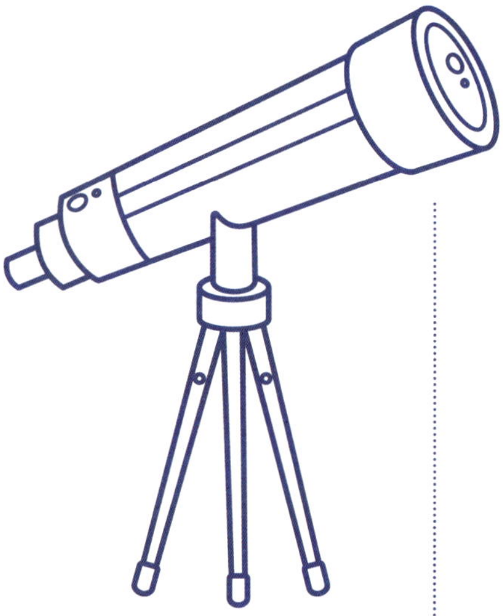

PLANUNG VORBEREITUNG

ISOLATION TRANSPLANTATION

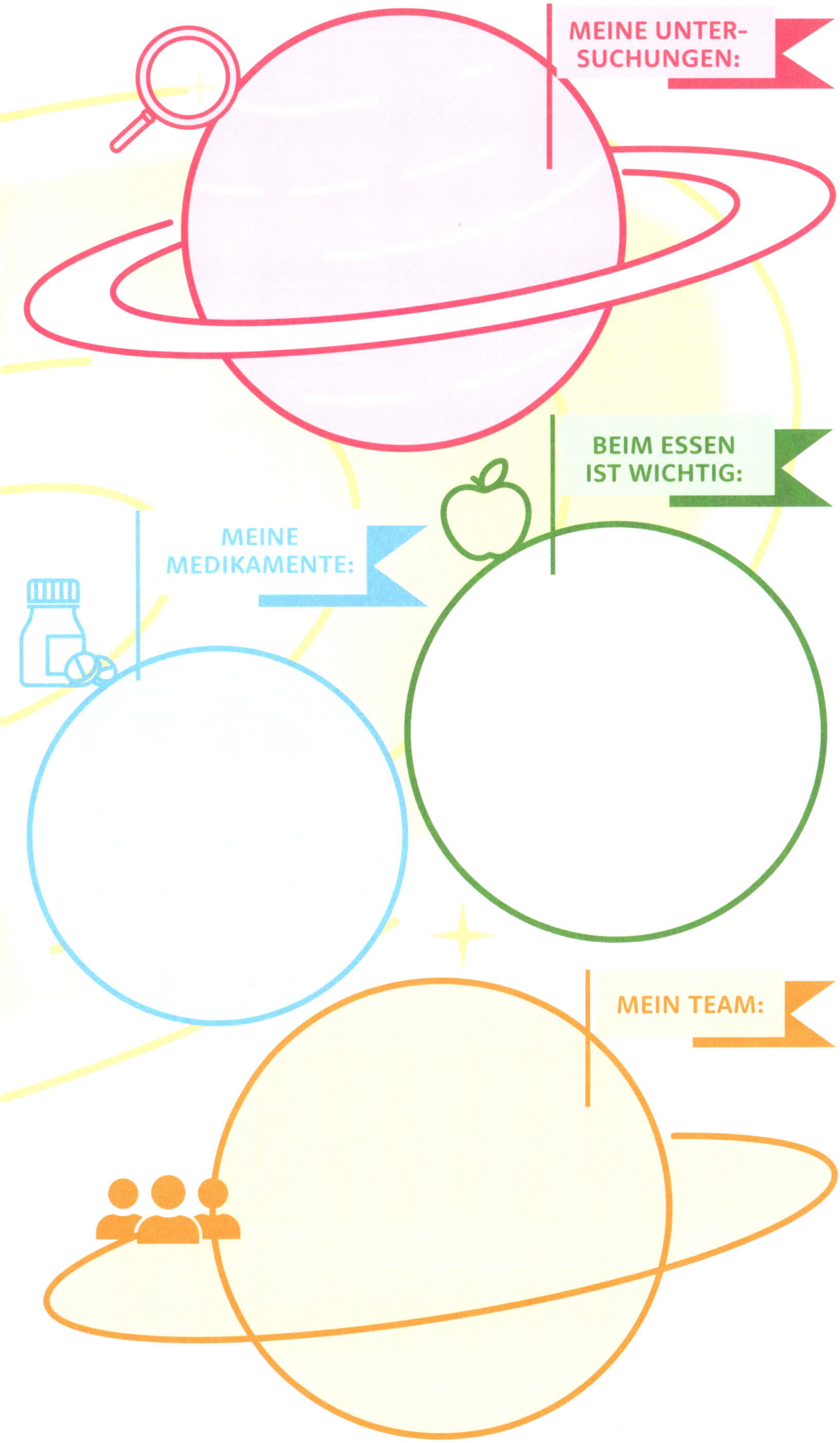

Für deine Mission sind auch einige Untersuchungen und die Einnahme von Medikamenten notwendig. Hier hast du Platz, diese zu notieren.

Für die Vorbereitung ist auch eine Chemotherapie und/oder Strahlentherapie notwendig. Was das ist und wie sie genau funktionieren, kannst du in den Kapiteln B/1 „Mein ABC der Chemotherapie“ (siehe S. 21) und B/2„Mein Weg durch die Strahlentherapie“ (siehe S. 29) herausfinden.

3.4 Meine Stammzell-Transplantation

Heute ist ein besonders wichtiger Tag deiner Therapie. Du hast einiges geschafft und die Stammzell-Transplantation kann beginnen. Notiere dies auch in deinem Kalender!

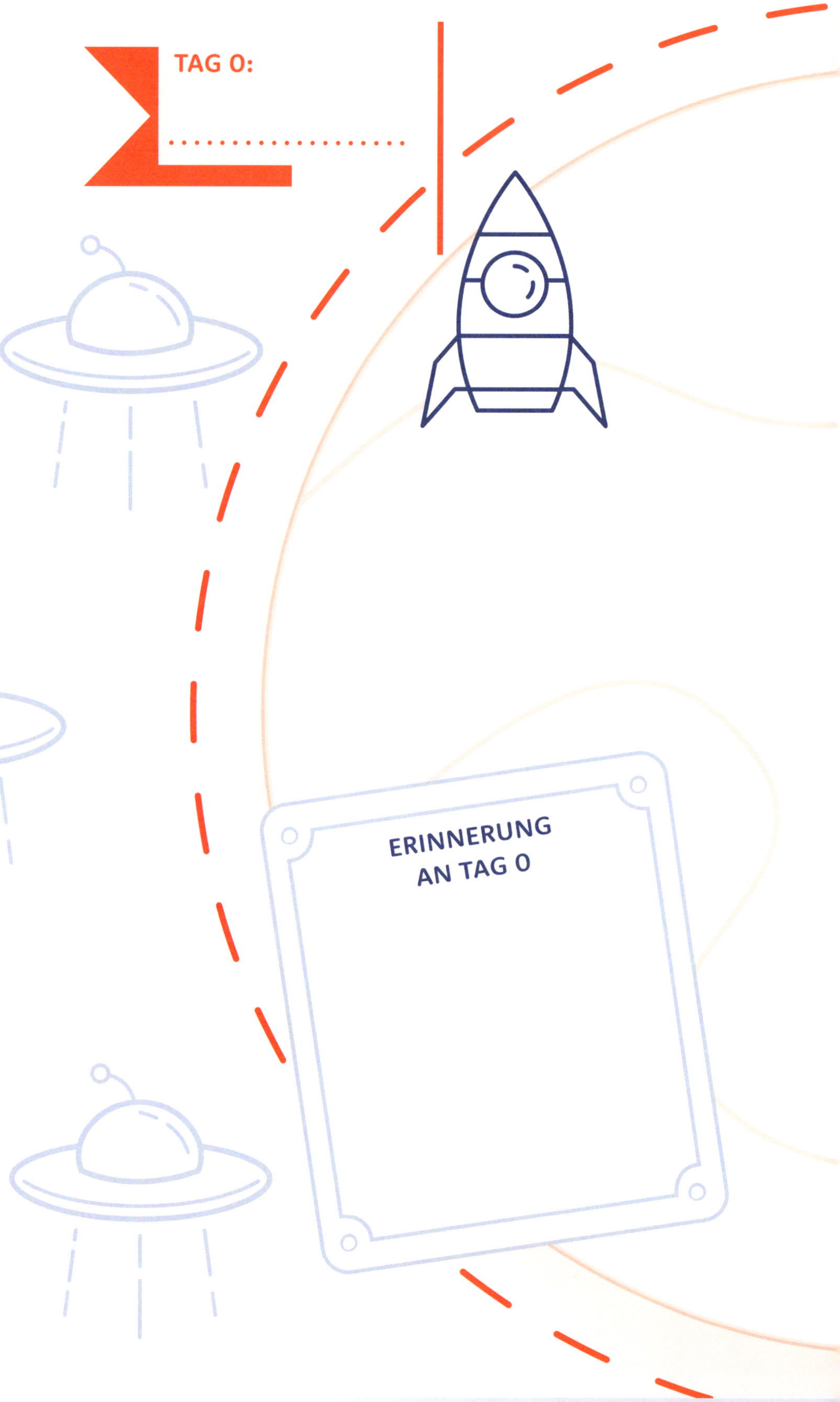

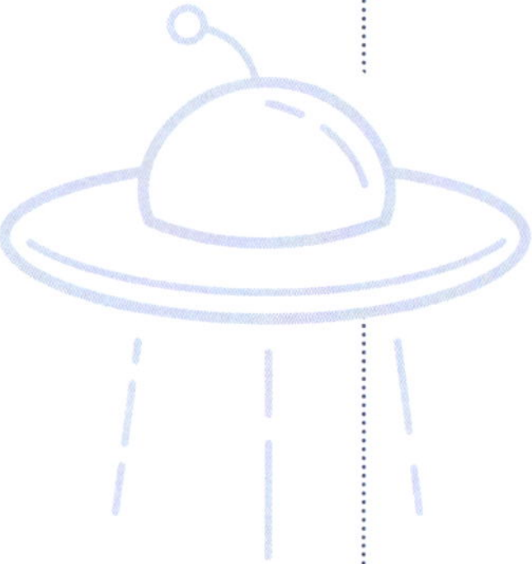

Stell dir vor, du bist nun auf einem seltenen Planeten gelandet. Wie sieht er aus? Wie heißt er? Welche Bewohnerinnen gibt es hier und wie könnt ihr miteinander reden?

PLANUNG VORBEREITUNG

ISOLATION TRANSPLANTATION

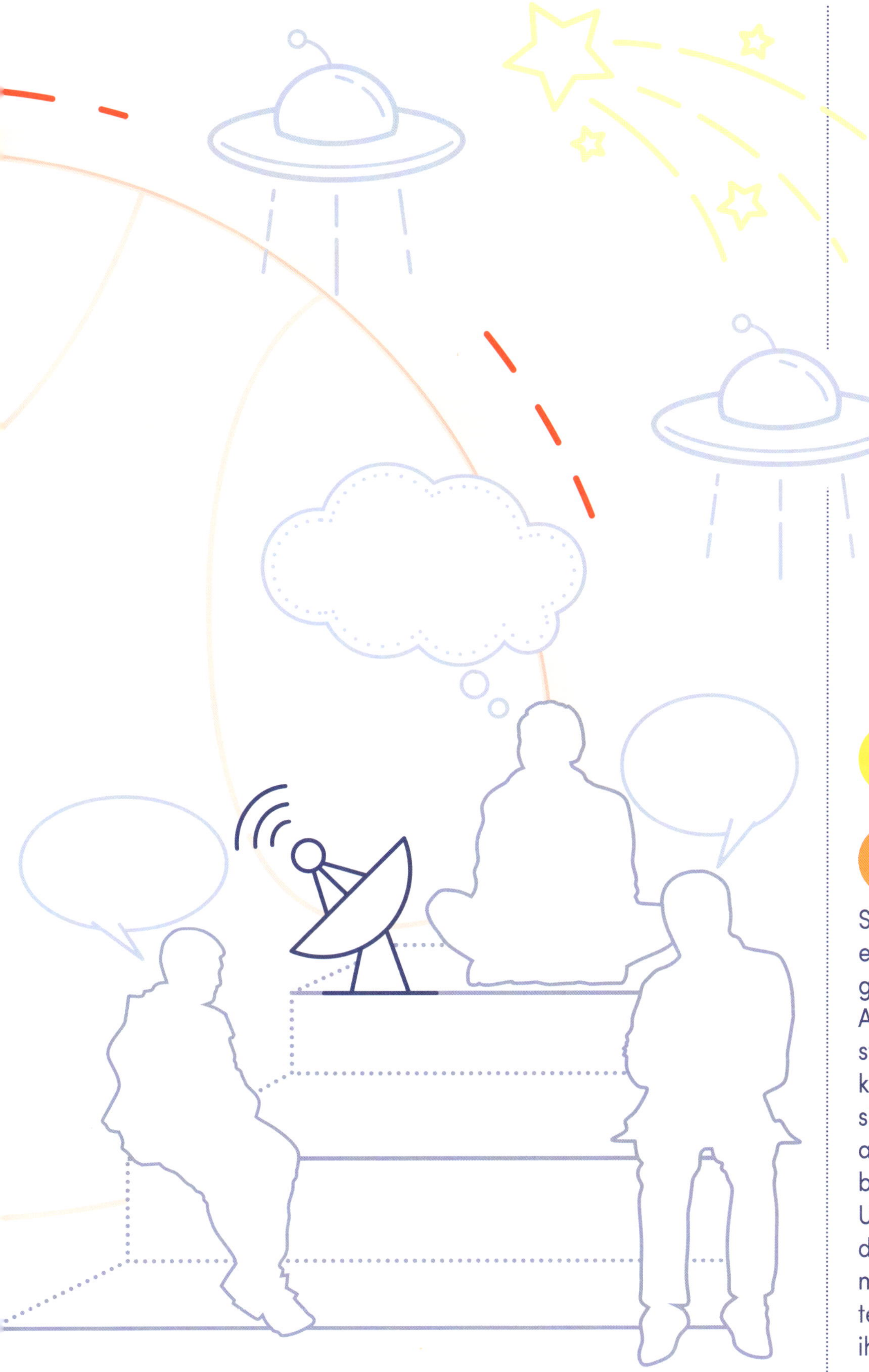

Sicherlich gibt es einige Personen, die du gerne um dich hättest. Auch wenn sie nicht ständig bei dir sein können, unterstützen sie dich und denken an dich. Wer ist das bei dir? Zeichne deine Unterstützerinnen auf der Tribüne ein und male sie an. Wie möchtest du den Kontakt zu ihnen halten?

Nachdem du nun die neuen Stammzellen bekommen hast, beginnt dein Körper, diese aufzunehmen und ein neues Immunsystem (auch Blutbildungssystem) aufzubauen. Dein Körper muss dabei große Arbeit leisten und es ist ganz normal, dass man sich in dieser Zeit oft sehr müde und erschöpft fühlt. Weißt du warum diese Aplasie-Phase so wichtig ist?

In der Aplasie-Phase macht deine Blut-Fabrik im Knochen wegen der Chemotherapie eine Pause. Deshalb hast du weniger Abwehrzellen, rote Blutkörperchen und Blutplättchen.

3.5 So kann ich die Zeit der Isolation meistern

IN DER PHASE DER APLASIE IST WICHTIG:

DAS HILFT MIR BESONDERS IN DIESER ZEIT:

DAS BEREITET MIR SORGEN:

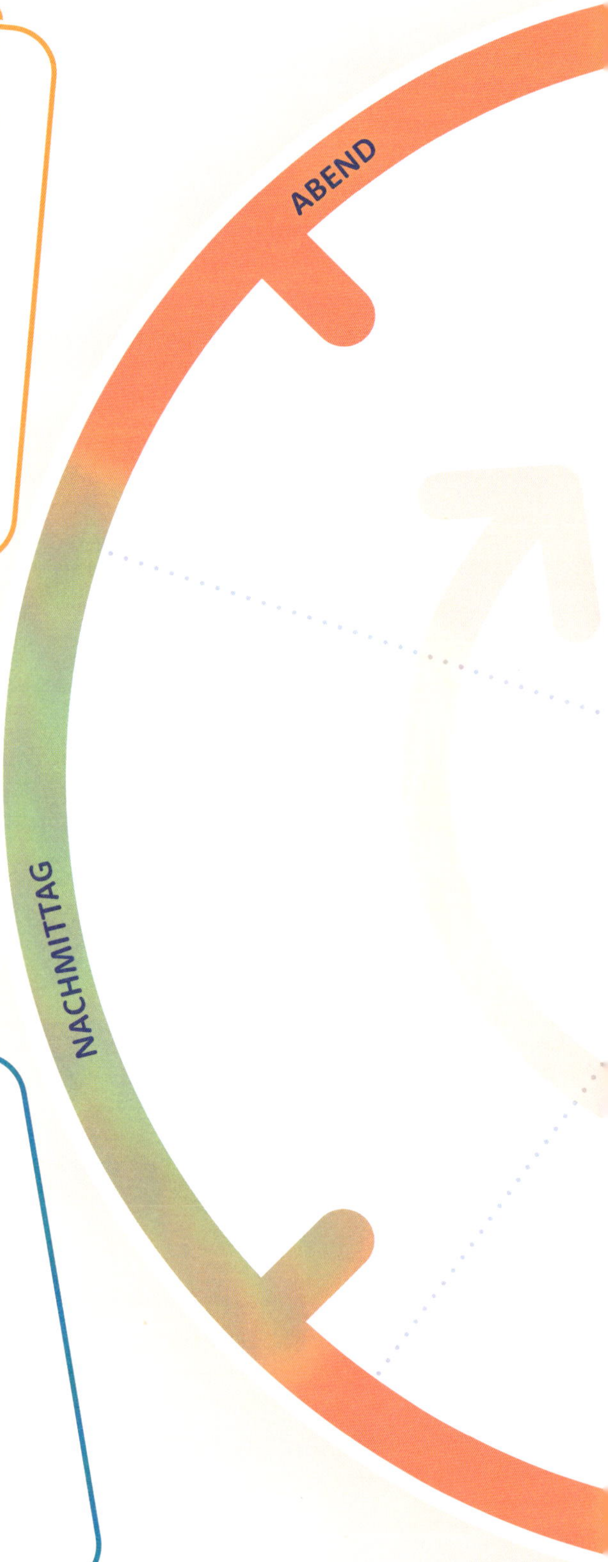

PLANUNG VORBEREITUNG

ISOLATION TRANSPLANTATION

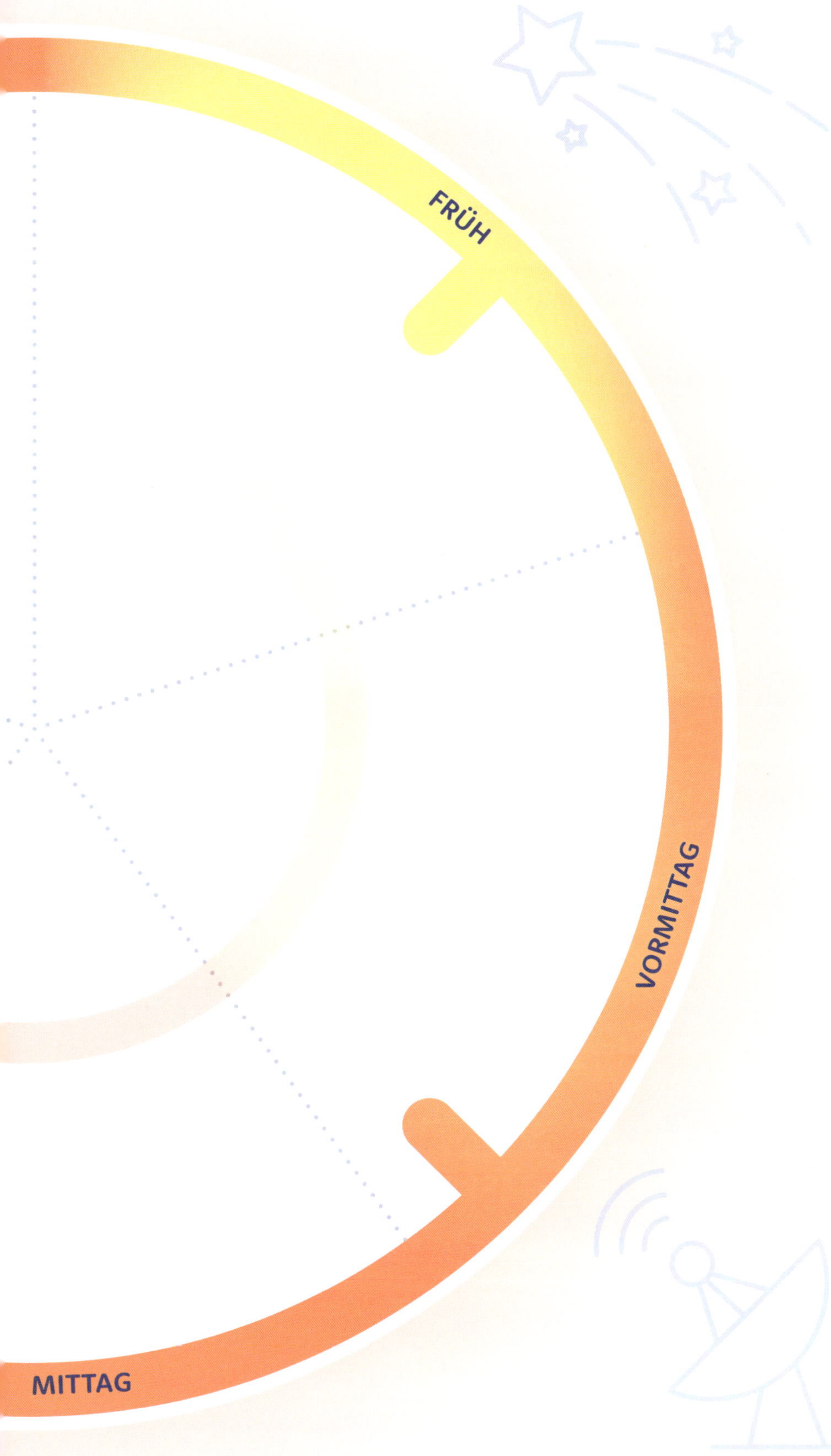

PLANUNG DER ENTLASSUNG

REGENERATION

Lass uns gemeinsam überlegen, wie du deine Tage gestalten kannst. Im Stickerbogen in Kapitel D/1.6 (siehe S. 73) findest du vielleicht schon einige Ideen.

Es gibt für jeden Tag eine Karte mit Rätseln und Spielen. Welche Aufgaben sind da wohl zu lösen? In Kapitel D/2.6 (siehe S. 87) findest du die Karten, ziehe jeden Tag eine.

Für einen besseren Überblick gestalte mit deinem Behandlungsteam einen Tages- oder Wochenplan. Frage dazu dein Behandlungs, sie haben dafür sicher einige Vorschläge. Du kannst dazu auch den Therapieplan am Anfang des Buches nutzen.

3.6 Spiel: Mein Weg durch das verrückte Labyrinth

Toll! Du hast deine Mission erfüllt und bist nun auf dem Weg zurück in den Alltag. Wie bei allen großen Missionen ist es ganz normal, dass nach der Landung die Regeneration noch eine ganze Weile dauert. Bei dir werden noch eine ganze Zeit regelmäßige Untersuchungen, weiterhin Medikamente und Behandlungen notwendig sein. Vielleicht kennst du das Spiel Das verrückte Labyrinth? Versuche, alle Aufgaben zu lösen und den Weg aus dem Labyrinth zu finden.

Vorbereitung: Schneide die Gänge-Karten in Kapitel D/2.3 (siehe S. 79–82) aus und klebe einen Teil davon auf die vorgesehenen Stellen. Verteile die übrigen Gänge-Karten auf den freien Feldern. Eine Gänge-Karte bleibt übrig zum Verschieben!

UNTERSUCHUNGEN, MEDIKAMENTE, BEHANDLUNGEN SIND WEITERHIN WICHTIG, WEIL:

DAS BEREITET MIR NOCH SORGEN:

DAS MÖCHTE ICH UNBEDINGT WISSEN:

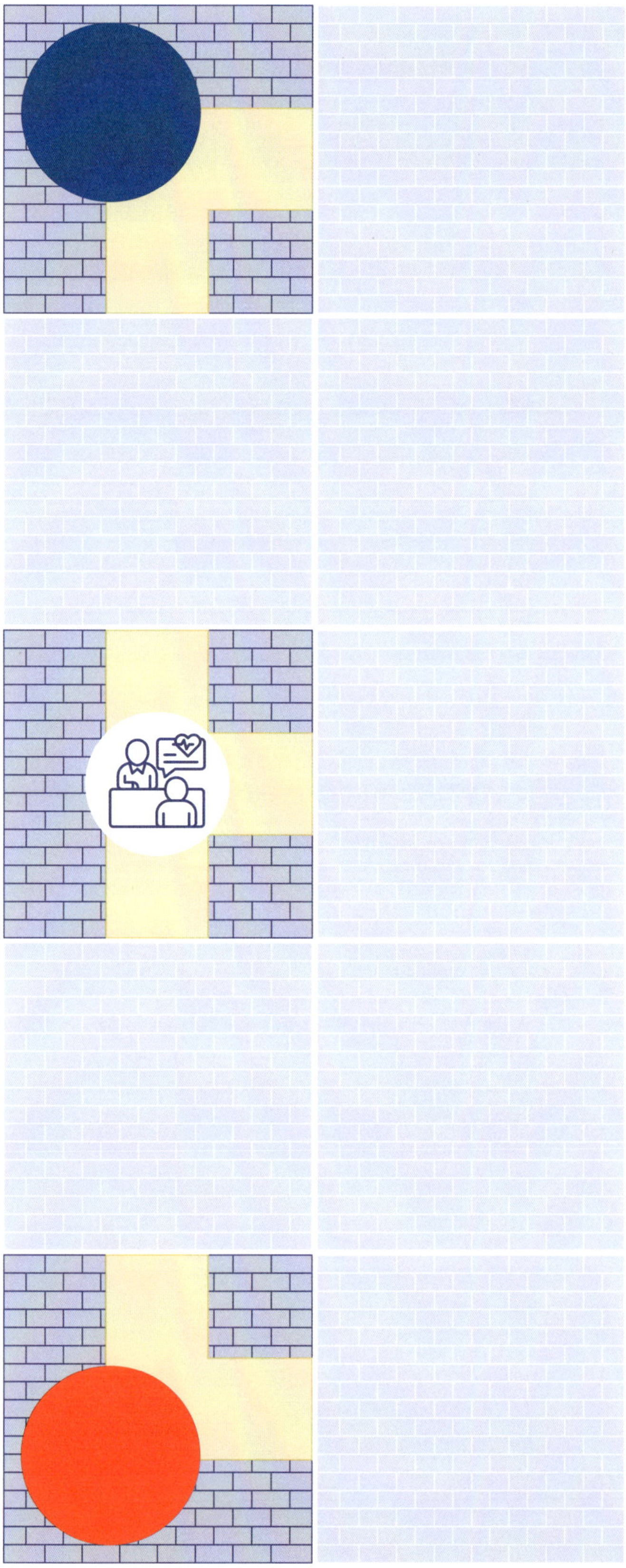

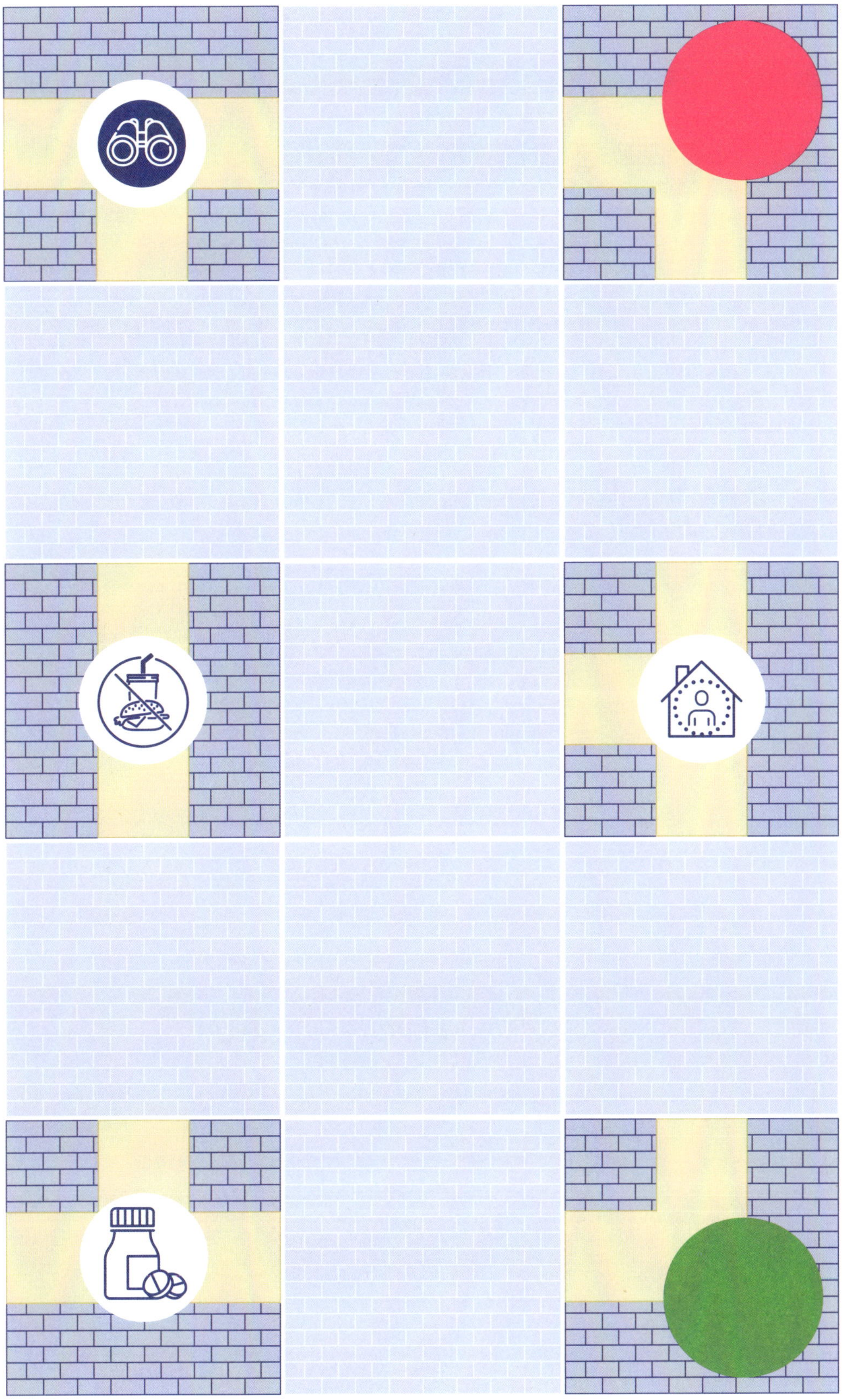

PLANUNG DER ENTLASSUNG

REGENERATION

Spielanleitung:

Wähle eine Karte vom Stapel und finde den Weg zum Symbol bzw. zur Aufgabe, indem du die Wege verschiebst. Überlege, was die Aufgabe mit sich bringt, was es zu beachten gilt und was du brauchst, damit du die Aufgaben meistern kannst.

Auf den Infokarten zu diesem Spiel in Kapitel D/2.7 (siehe S. 107) findest du Platz, die für dich wichtigsten Infos zu notieren.

Wie es nach dieser Zeit zurück in den Alltag geht, findest du in Kapitel C „Therapie geschafft! Meine Nachsorge!" (siehe S. 51). In MeinLogbuch – Basisband erfährst du auch, wie du die Reha zur Erholung nutzen kannst.

3.7 Logbuch-Expert:in für: Meine Stammzell-Transplantation – Jetzt kenne ich mich aus!

Du kannst sehr stolz auf dich sein. Du hast Großartiges geleistet! Hier findest du Platz, alle Stationen einzuzeichnen.

WAS IST EINE STAMMZELL-TRANSPLANTATION?

SO WIRD MEINE STAMMZELL-TRANSPLANTATION ABLAUFEN – ICH HABE EINEN PLAN

ICH BIN GUT AUF MEINE STAMMZELL-TRANSPLANTATION VORBEREITET

MEINE STAMMZELL-TRANSPLANTATION

SPIEL: MEIN WEG DURCH DAS VERRÜCKTE LABYRINTH

MEINE NACHSORGE-AMBULANZKARTEN

RÄTSEL- UND SPIELKARTEN FÜR JEDEN TAG

LOGBUCH-EXPERT:IN FÜR: MEINE STAMMZELL-TRANSPLANTATION – JETZT KENNE ICH MICH AUS!

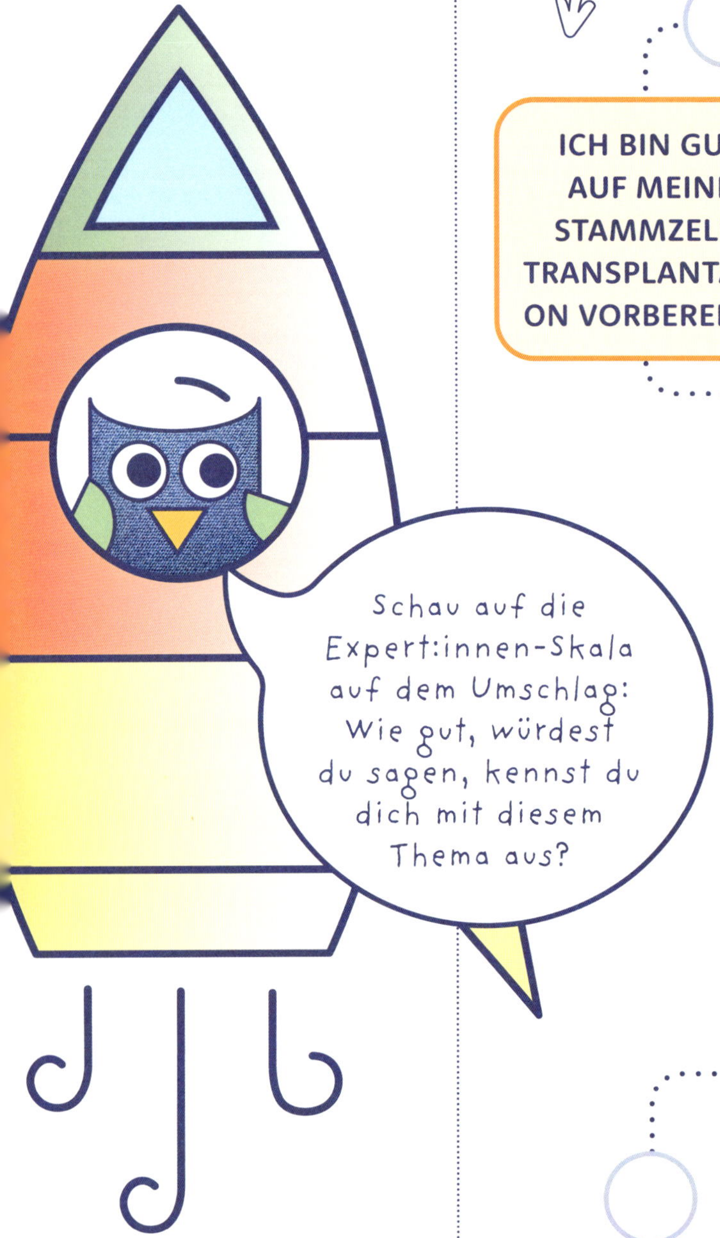

ELTERN INFO

Platz zum Zeichnen oder Bekleben!

C

Therapie geschafft! Meine Nachsorge

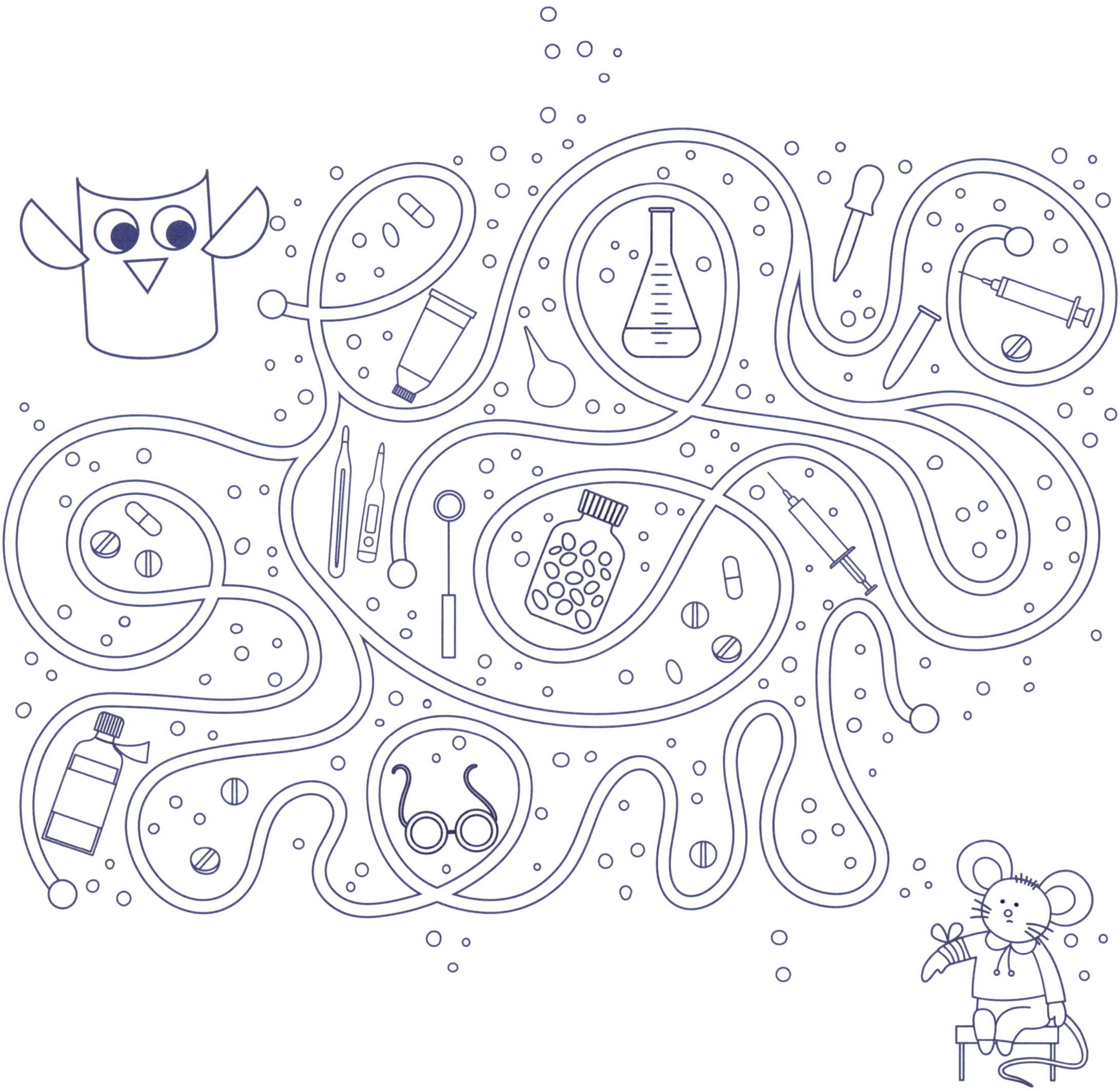

Findet die Maus den Weg
zur Eule? Viel Spaß beim
Ausmalen und Rätseln!

1 Therapie geschafft! Meine Nachsorge

1.1 Was ich alles über meine Nachsorge wissen sollte

Ich habe bereits so vieles geschafft! Nach der langen Therapiezeit kann ich richtig stolz auf mich sein. Ich weiß Bescheid, wie ich mit herausfordernden Situationen umgehen kann. Damit es mir auch weiterhin möglichst gut geht, müssen im Rahmen meiner Nachsorge regelmäßig einige Kontrollen und Untersuchungen durchgeführt werden.

Gleichzeitig gibt es für jede Erkrankung und die damit verbundenen Behandlungen (Operation und/oder intensive Therapie) typische Veränderungen oder auch Schwierigkeiten, die auftreten können. Diese können bereits kurz nach der Behandlung, aber auch Monate oder gar Jahre später auftauchen. Je nach Zeitpunkt befindest du dich in der **Kurzzeit- oder Langzeitnachsorge.**

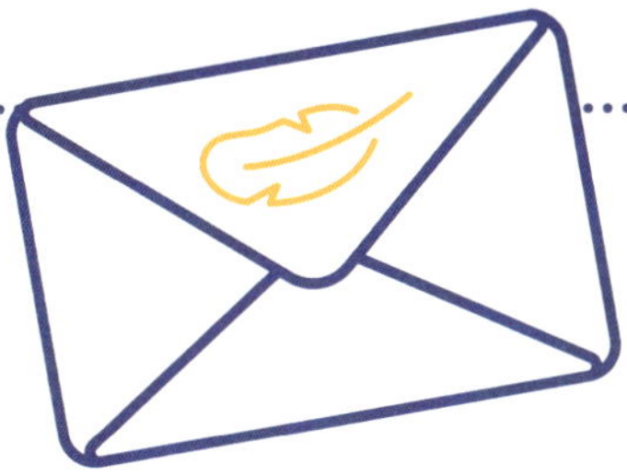

Warum sind Nachsorgeuntersuchungen wichtig?

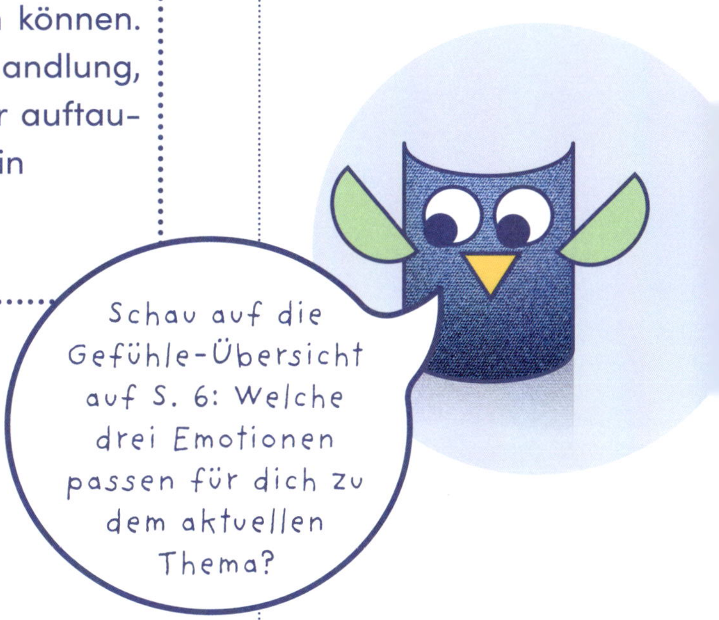

1.2 Das Wie und Warum meiner Nachsorge

Mit der Nachsorge soll der Erfolg der Therapien erhalten bleiben. Zu Beginn gibt es das **Nachsorgeplanungsgespräch** (wird oft auch **Therapieabschlussgespräch** genannt). Dieses findet mit mir, meiner Familie und meinem Behandlungsteam statt. Hier wird besprochen, was alles für meine Nachsorge wichtig ist: welche Untersuchungen stattfinden werden, wann und warum. Das alles wird auf dem **Nachsorgeplan** eingetragen. Diesen bekomme ich mit nach Hause, damit ich und meine Eltern immer den Überblick haben. Natürlich kann ich auch alles gleich in meinem eigenen Nachsorgekalender notieren.

Es ist besonders wichtig, dass ich selbst zu den **Terminen** komme und nicht nur meine Eltern. Der wichtigste Teil bei all den Untersuchungen ist nämlich, wie ich mich fühle, wie es mir geht, ob mir etwas Ungewöhnliches an mir auffällt, ob mir etwas Sorge bereitet oder ob ich Fragen habe. Das ist etwas, das nur ich selbst gut einschätzen kann. Meine Einschätzung ist sehr wichtig!

Die Nachsorge und die damit verbundenen Themen sind dabei für jeden sehr individuell und unterschiedlich stark. Manche Folgen werden mir gar nicht so stark auffallen. Andere werden mich im Alltag aber vielleicht doch stören.

Hier geht es um dich! Darum schau genau auf dich selbst – wie ein Detektiv mit seiner Lupe! In MeinLogbuch – Basisband findest du auch Informationen zur neuropsychologischen Untersuchung und Behandlung.

Kennst du schon den Survivorship-Passport? Dieser ist ein Instrument zur optimalen Langzeitversorgung von und für ehemalige Patientinnen. Er bietet schnellen Zugriff auf die Krankengeschichte und informiert über mögliche Spätfolgen der Erkrankung und Behandlung. Du kannst dein Behandlungsteam danach fragen.

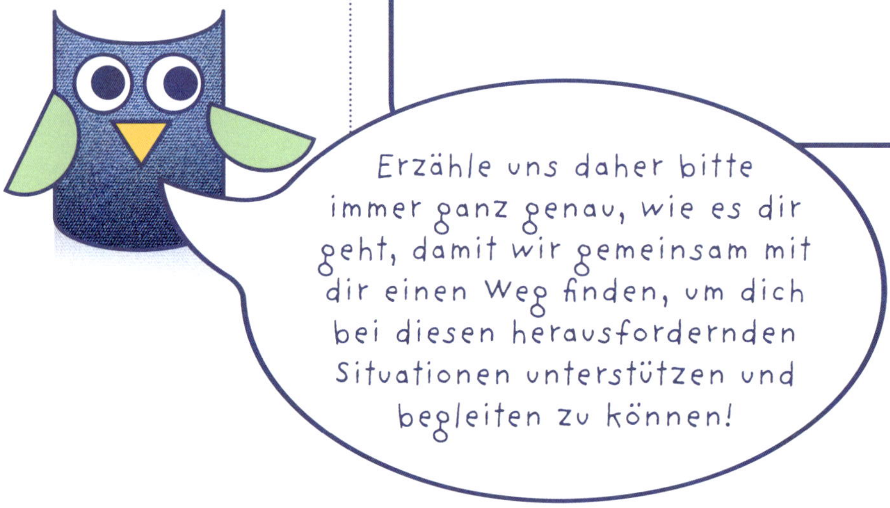

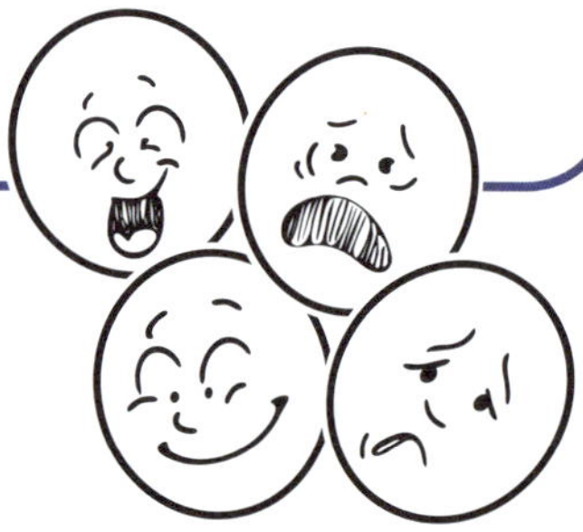

1.3 Ich weiß, warum Nachsorge wichtig ist

NACHSORGE IST WICHTIG, WEIL:

....

....

....

....

MEIN NACHSORGE-AMBULANZTERMIN

DAS PASSIERT BEIM NACHSORGE-AMBULANZTERMIN:

....

....

....

....

....

DAS MÖCHTE ICH UNBEDINGT MITNEHMEN:

....

....

....

....

....

MEIN BEHANDLUNGS-TEAM:

- ○ ÄRZTIN
- ○ PFLEGEFACHKRAFT
- ○ PSYCHOLOGIN
- ○ ....

....

....

WER BEGLEITET MICH?

....

....

....

....

....

....

Weißt du, warum du die Nachsorgeuntersuchungen machen musst?
Wer könnte dir bei all den Untersuchungen und Terminen helfen?
Was ist bei den Nachsorge-Ambulanzterminen wichtig?

In Kapitel D/2.8 (siehe S. 113) findest du Nachsorge-Ambulanzkarten, mit denen du dich für alle Gespräche gut vorbereiten kannst.

1.4 Hier geht es um mich und meine Ziele für die Nachsorge

Erzähl über dich! Was sollte man über dich alles wissen? Finde ein Symbol für deine Gedanken.

DAS SOLLTE MAN ÜBER MICH WISSEN:

DAS KANN ICH BESONDERS GUT:

DAS FINDE ICH TOLL AN MIR:

DAS MACHT MICH STARK:

DAS SOLLTE WIEDER MÖGLICH SEIN:

DAS MACHT MIR SORGEN:

EIN SORGLOSER MOMENT:

DAS HAT SICH VERÄNDERT:

1.5 Mein Energielevel

DAS KLAPPT SUPER OHNE PAUSE:

DAS HILFT MIR, MEINE ENERGIE AUFZULADEN:

DABEI MUSS ICH MICH NOCH ÖFTER AUSRUHEN:

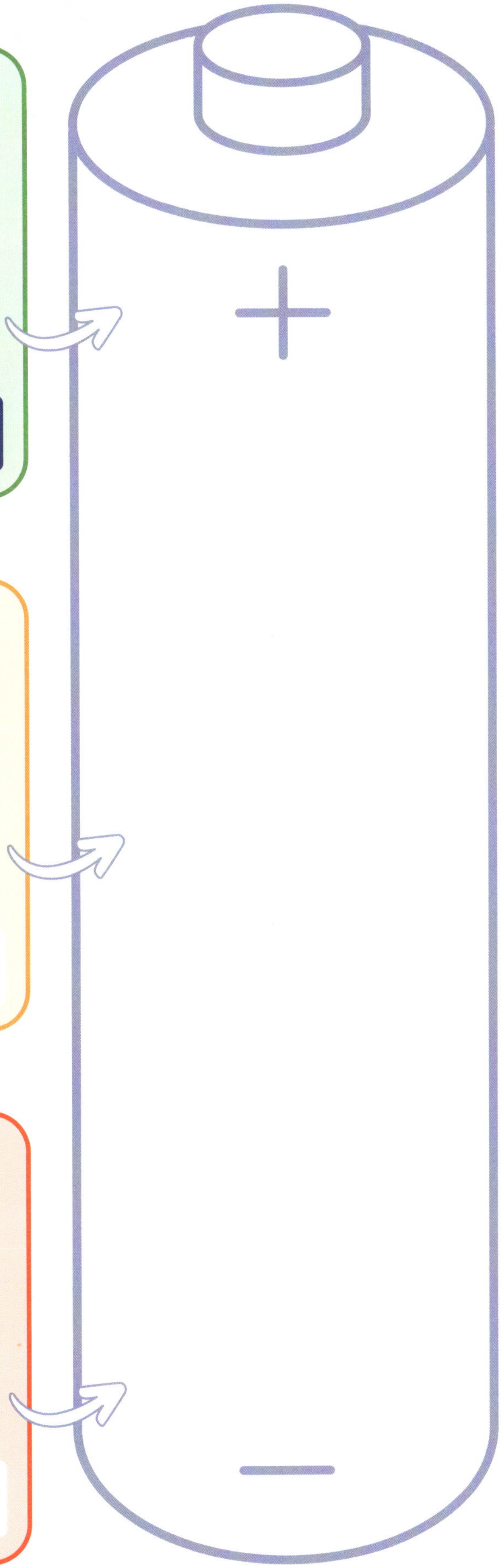

Wie voll ist deine Energiebatterie? Zeichne deinen Energielevel in die Batterie ein! Wie kannst du gut auf dich achten? Was lädt deine Energiebatterien wieder auf? Schau in deiner Schatztruhe in MeinLogbuch – Basisband nach, sicher findest du die eine oder andere Idee, die dir schon mal geholfen hat.

Hast du wichtige Fragen, die unbedingt Platz finden sollen?

In Kapitel D/2.8 (siehe S. 113) findest du Nachsorge-Ambulanzkarten, mit denen du dich für alle Gespräche gut vorbereiten kannst.

Manchmal ist es gar nicht so einfach, den Überblick zu behalten, was nun in der Zeit deiner Nachsorge wichtig ist. In Kapitel B/3.6 (siehe S. 48) findest du den Weg durch das verrückte Labyrinth der Nachsorge.

1.6 Mein persönlicher Nachsorge-Plan

NACHSORGE-PLAN

DAS SOLL UNBEDINGT WIEDER PLATZ IN MEINEM KALENDER HABEN:

....

....

....

....

....

TERMIN NACHSORGE-PLANUNGSGESPRÄCH:

....

ELTERN INFO

1.7 Meine Nachsorge-Kontrollen – Ich weiß Bescheid, was mich erwartet

MRT-KONTROLLE	Damit können z.B. Organe in meinem Körperinneren untersucht werden, wie bei einer Liveaufnahme.
BLUTBILD-KONTROLLE	Es ist wie eine große Kamera, mit der man Bilder vom Körperinneren machen kann, um zu sehen, wie es da so aussieht.
AUDIO-KONTROLLE	Hier werden die Ergebnisse meiner Untersuchungen besprochen, auch finde ich hier die Ansprechpersonen für viele meiner Anliegen.
ULTRASCHALL-KONTROLLE	Bei dieser Untersuchung werden meine roten und weißen Blutkörperchen sowie meine Blutplättchen kontrolliert.
NEUROPSYCHOLOGISCHE DIAGNOSTIK	Bei dieser Untersuchung werden meine Hormone kontrolliert.
NACHSORGE-AMBULANZ-TERMIN	Über Kopfhörer werden mir Töne vorgespielt, um zu kontrollieren, ob ich gut höre.
ENDOKRINOLOGISCHE KONTROLLE	Mit vielen verschiedenen Aufgaben und Fragen werden meine Stärken und Schwächen herausgefunden.

Hier findest du eine Checkliste mit möglichen Untersuchungen, die auf dich zukommen können. Verbinde, was zusammengehört und trage ein, ob und in welchen Abständen du diese Untersuchungen im ersten Jahr machen musst.

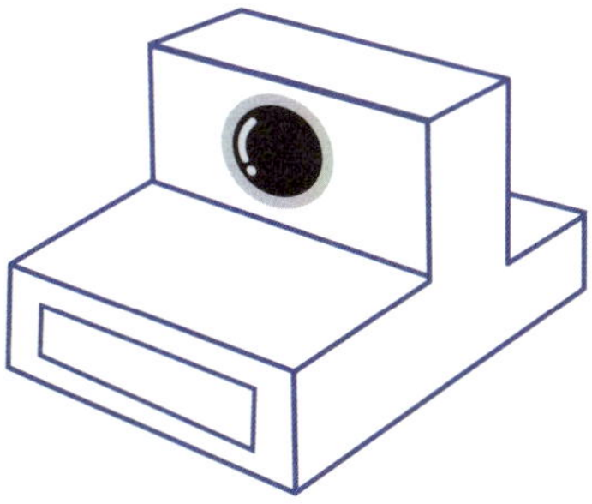

Im Kreativbogen in Kapitel D/2.4 (siehe S. 83) kannst du deine eigene Kamera gestalten für Untersuchungen. Die Fotovorlagen dazu findest du in Kapitel D/2.10 (siehe S. 117).

1.8 Wichtige Themen für die Nachsorge – Ich habe den Überblick

Hier findest du Themen, die dich im Laufe deiner Nachsorge begleiten können.

THERAPIEABSCHLUSS

GEDANKEN, BEUNRUHIGUNG

VERÄNDERUNGEN IM VERHALTEN

HORMONE

GEFÜHLSWELT

KÖRPERLICHE VERÄNDERUNGEN

KINDERGARTEN/ SCHULE/BERUF WIEDEREINSTIEG

DATUM

1 JAHR

5 JAHRE

NACHSORGE-PLANUNGSGESPRÄCH

MEDIZINISCHE & PFLEGERISCHE FRAGEN:

PSYCHOLOGISCHE FRAGEN:

Wichtig ist, dass alle Themen Platz haben, die dir Sorge bereiten, aber auch all jene, die dir Freude machen.

VERÄNDERUNG VON FREUNDSCHAFTEN/ AKTIVITÄTEN

WIEDERERKRANKUNG

SCHUL- UND BERUFSLAUFBAHN

ERHÖHTES RUHEBEDÜRFNIS

SCHULISCHE THEMENBEREICHE

SELBSTSTÄNDIGKEIT IM ALLTAG

10 JAHRE

> 10 JAHRE

SCHULISCHE ODER BERUFSBEZOGENE FRAGEN:

SOZIALARBEITERISCHE FRAGEN:

Finde heraus, wer für welche Themen die richtige Ansprechperson ist.

Auf deinen Nachsorge-Ambulanzkarten in Kapitel D/2.8 (siehe S. 113) kannst du alles, was du beim nächsten Ambulanzbesuch besprechen möchtest, notieren, damit du auch nichts Wichtiges vergisst.

Für viele Themen, die in der Nachsorge auftauchen, gibt es Unterstützungsangebote. Hier kannst du sie kennenlernen. Du kannst hier auch Fotos oder Infos davon einkleben.

Notiere, was dich am meisten interessiert. Dein Behandlungsteam kann dich dazu beraten.

1.9 Das kann ich nun nach der langen Therapiezeit für meine Gesundheit tun

Ich habe einen groben Überblick erhalten, was mich im Zuge der Nachsorge erwartet. Gut zu wissen, dass es dafür zahlreiche Angebote gibt, die ich in Anspruch nehmen kann und so einen Umgang finden kann, damit ich meinen Alltag so gut wie möglich so gestalten kann, wie ich das gerne möchte.

SOZIALE BERATUNG

Damit möchte ich erreichen:

SCHULBERATUNG

Damit möchte ich erreichen:

BERUFSCOACHING

Damit möchte ich erreichen:

REHABILITATION

Damit möchte ich erreichen:

TRANSITIONSSTELLEN

Damit möchte ich erreichen:

NACHSORGE-CAMPS

Damit möchte ich erreichen:

PSYCHOLOGISCHE BERATUNG & BEHANDLUNG

Damit möchte ich erreichen:

SURVIVORS

Damit möchte ich erreichen:

NEUROPSYCHOLOGISCHE DIAGNOSTIK & THERAPIE

Damit möchte ich erreichen:

Um Genaueres über diese Angebote zu erfahren, kannst du dich bei deinem psychosozialen Team erkundigen und auch nach Informationsbroschüren fragen. Kennzeichne, was dir besonders zusagt!

1.10 Logbuch-Expert:in für: Meine Nachsorge

Kennzeichne, worüber du schon Bescheid weißt. Du bist nun gut gerüstet für deine Nachsorge.

- WAS ICH ALLES ÜBER MEINE NACHSORGE WISSEN SOLLTE
- DAS WIE UND WARUM MEINER NACHSORGE
- ICH WEISS, WARUM NACHSORGE WICHTIG IST
- HIER GEHT ES UM MICH UND MEINE ZIELE FÜR DIE NACHSORGE
- MEIN ENERGIELEVEL
- MEIN PERSÖNLICHER NACHSORGE-PLAN
- MEINE NACHSORGE-AMBULANZKARTEN
- MEINE NACHSORGE-KONTROLLEN – ICH WEISS BESCHEID, WAS MICH ERWARTET
- WICHTIGE THEMEN FÜR DIE NACHSORGE – ICH HABE DEN ÜBERBLICK
- DAS KANN ICH NUN NACH DER LANGEN THERAPIEZEIT FÜR MEINE GESUNDHEIT TUN
- LOGBUCH-EXPERT:IN FÜR: MEINE NACHSORGE

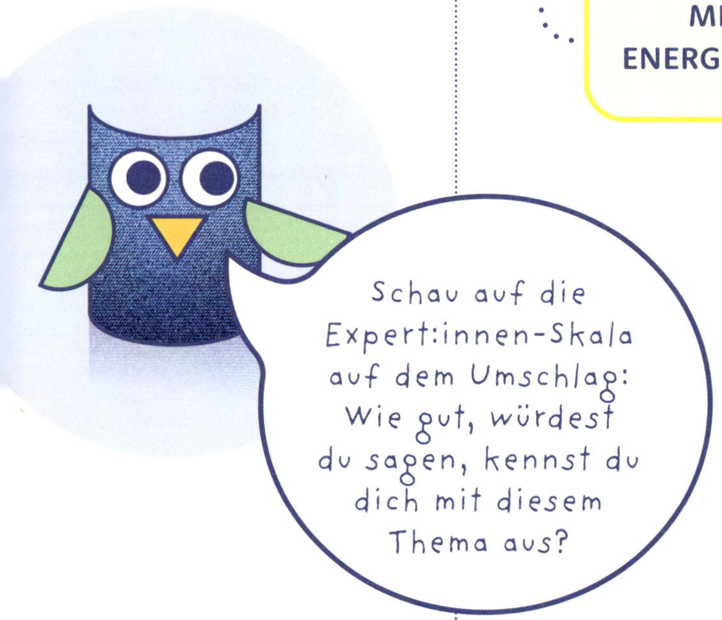

Platz zum Zeichnen oder Bekleben!

Kreativteil

D

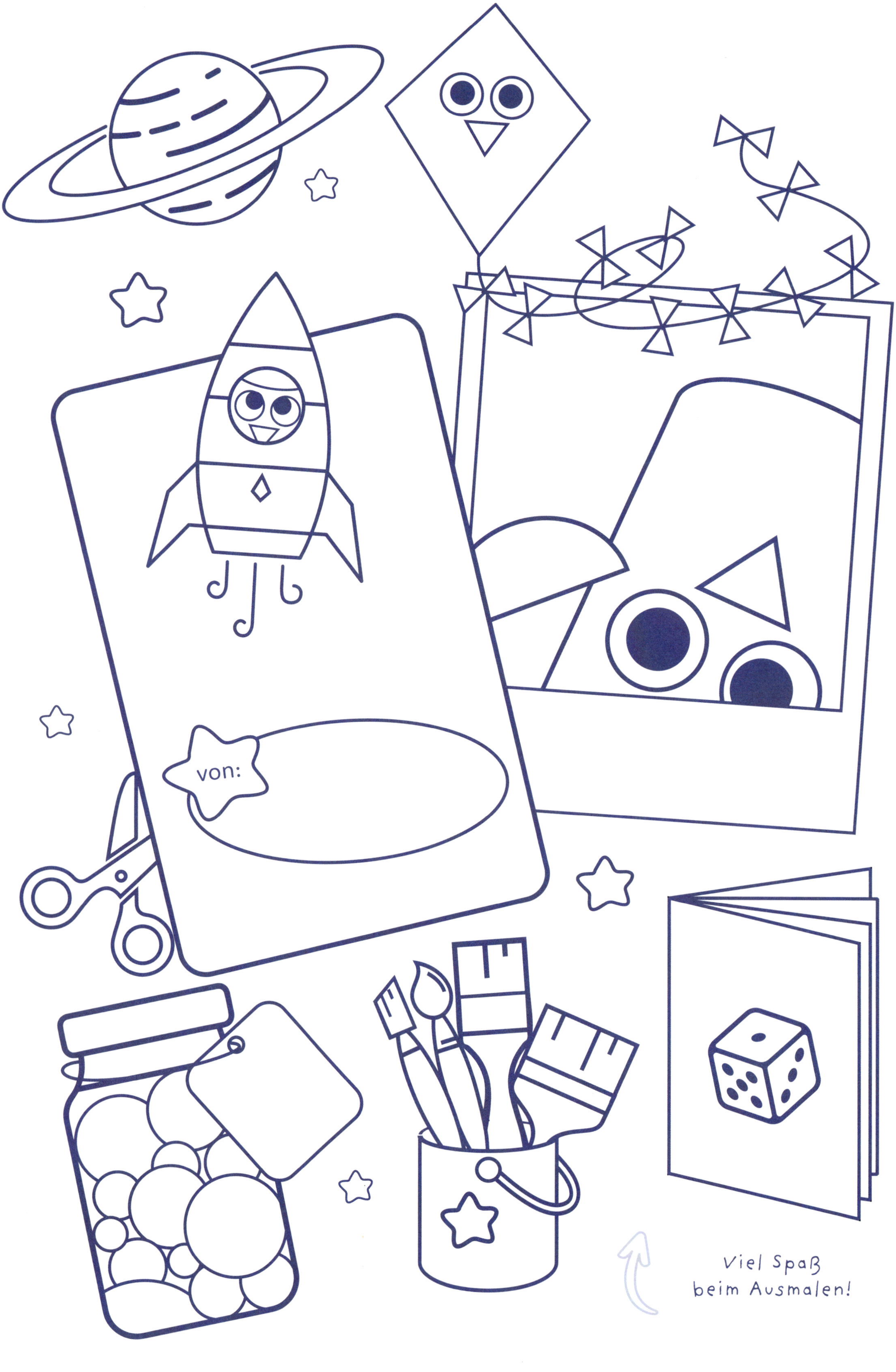

Viel Spaß
beim Ausmalen!

D/1.1 Sticker zu Kap. A/2.2 „Das OP-Profi-Spiel“ (siehe S. 12)

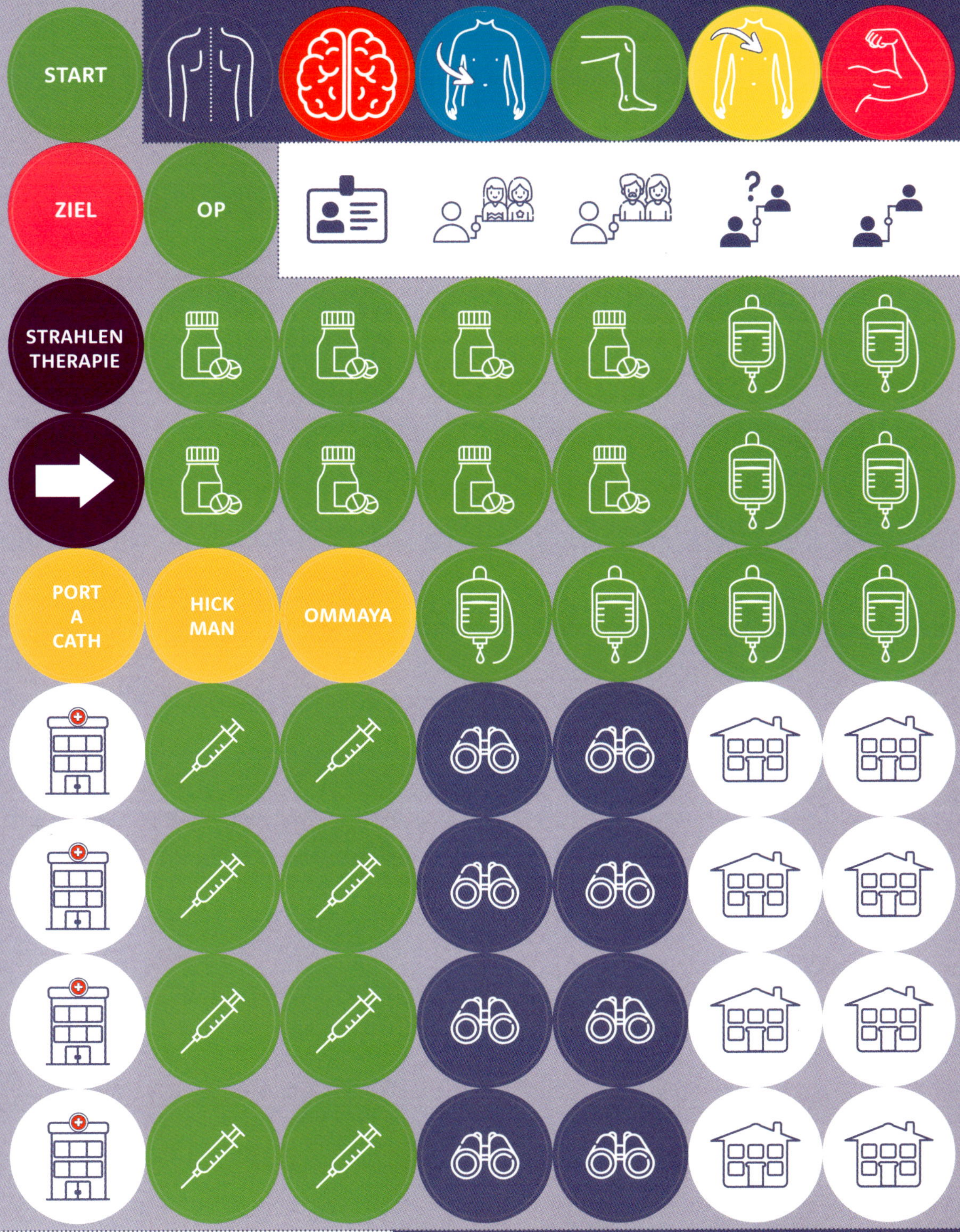

D/1.5 Sticker zu Kap. B/3.2 (siehe S. 40)

D/1.2 Sticker zu Kap. A/1.5 „Mein Therapieplan“ (siehe S. 8) und Kap. B/1.2 „So wird meine Chemotherapie ablaufen“ (siehe S. 22)

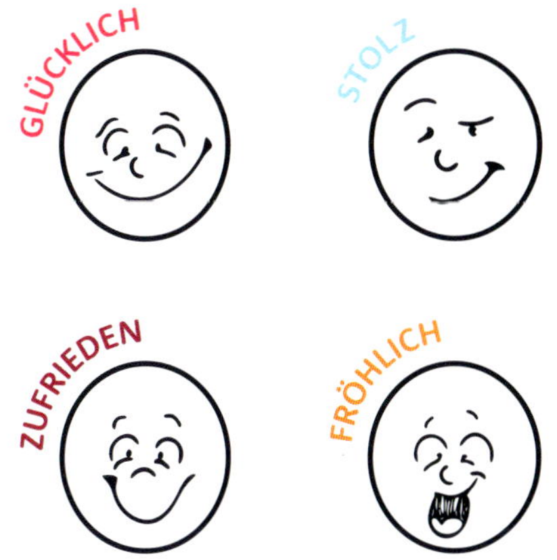

Wohlfühlsticker für dich!

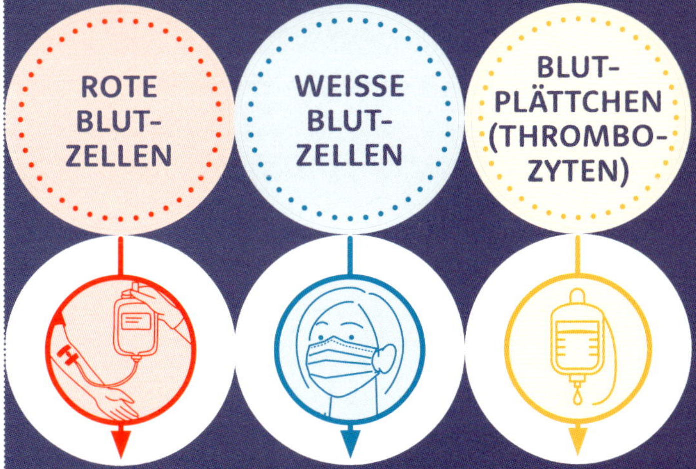

D/1.3 Sticker zu Kap. B/1.4 „So funktioniert mein Blut“ (siehe S. 24)

D/1.2 Sticker zu Kap. B/1.2 „So wird meine Chemotherapie ablaufen“ (siehe S. 22) und zu Kap. A/1.5 „MeinTherapieplan“ (siehe S. 8)

BLOCK BLOCK BLOCK

BLOCK BLOCK

BLOCK BLOCK BLOCK

BLOCK BLOCK

BLOCK BLOCK BLOCK

BLOCK BLOCK BLOCK

D/1.4 Sticker zu Kap. B/2.7 „So schaffe ich die Strahlentherapie“ (siehe S. 36)

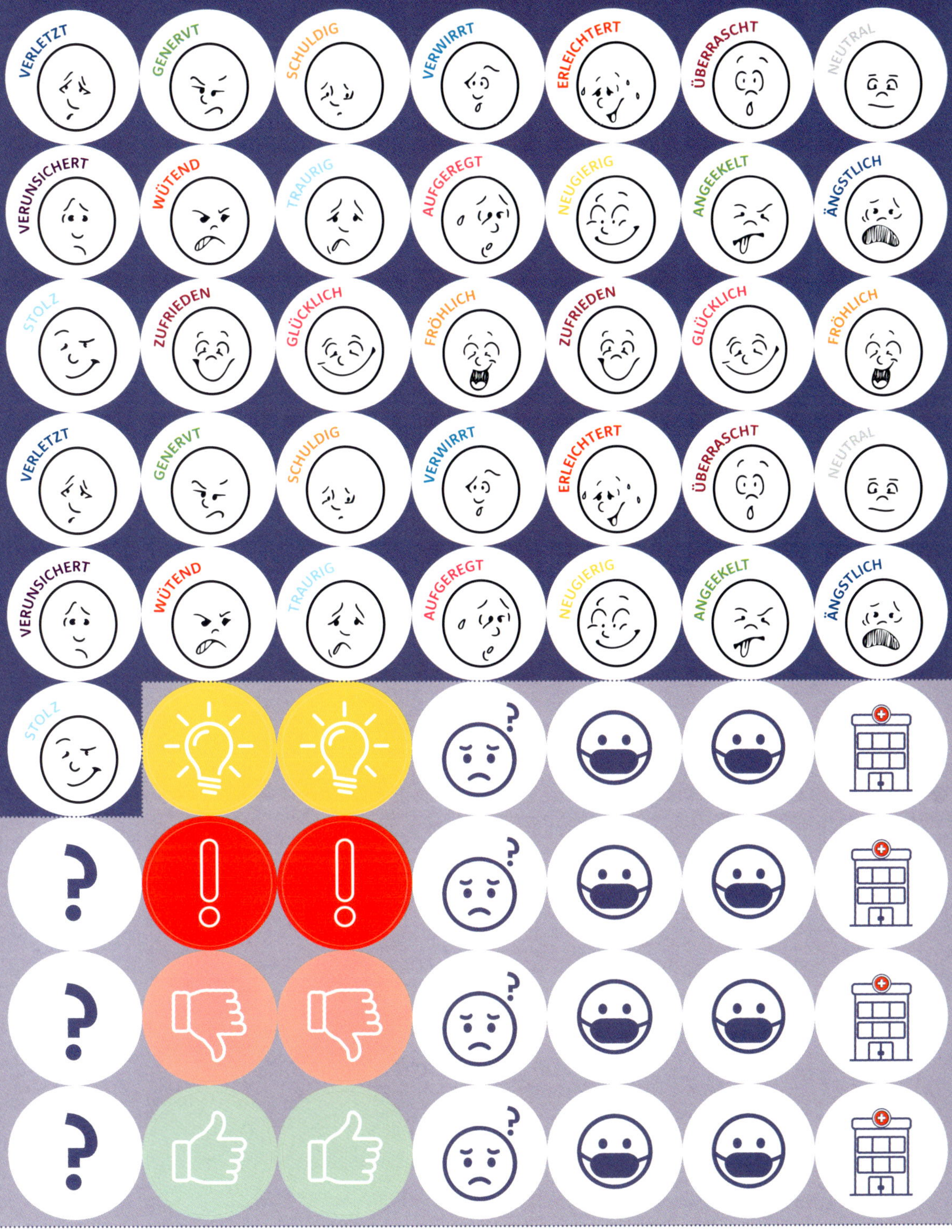

D/1.2 Sticker zu Kap. B/1.2 „So wird meine Chemotherapie ablaufen“ (siehe S. 22)

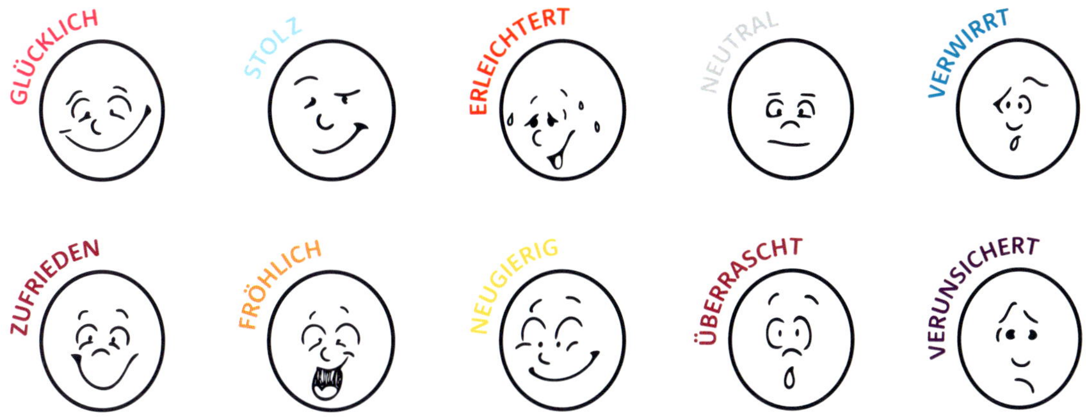

Wohlfühlsticker für dich!

D/1.1 Sticker zu Kap. A/2.2 „Das OP-Profi-Spiel“ (siehe S. 12)

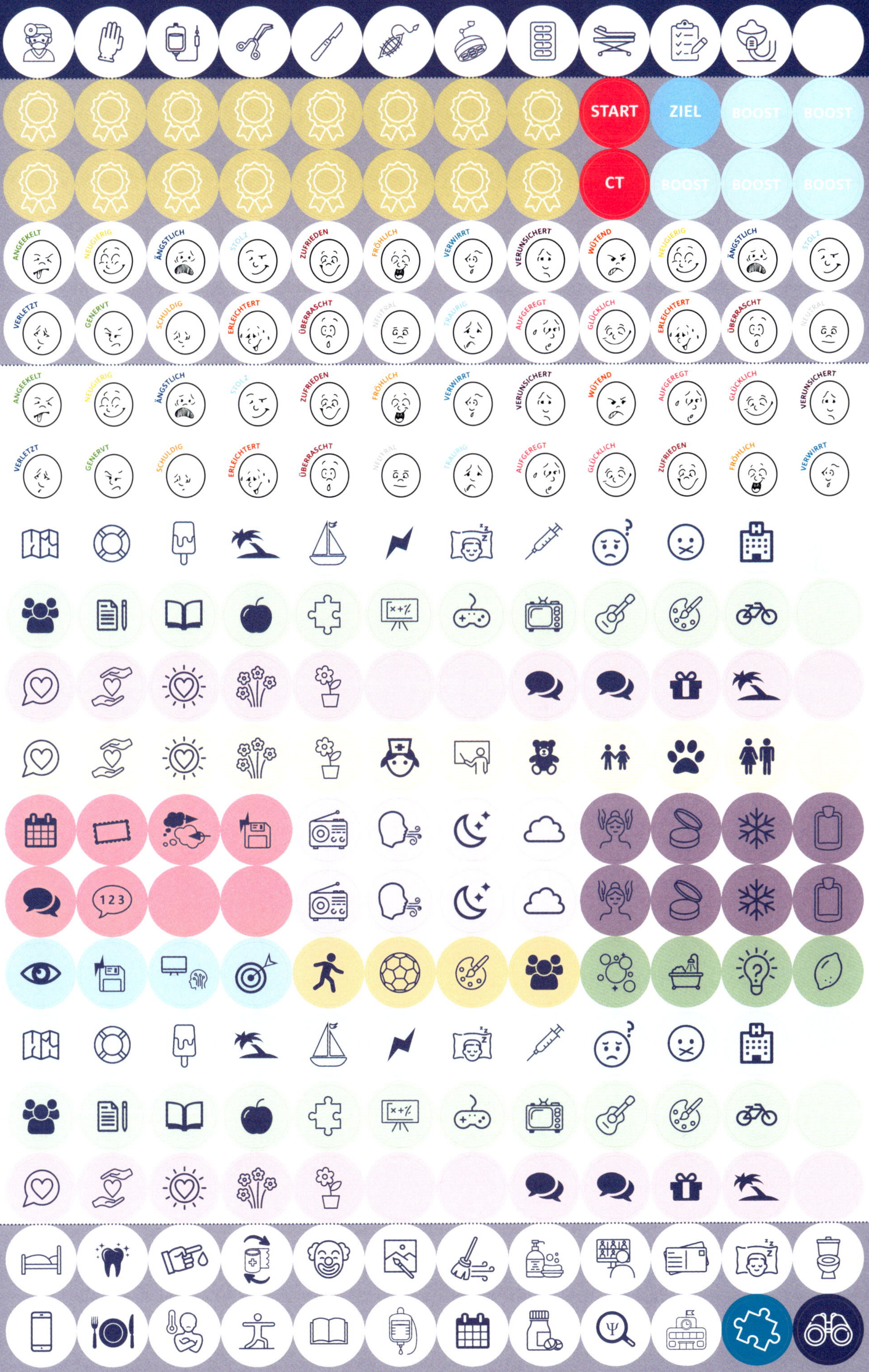

D/1.4 Sticker zu Kap. B/2.7 „So schaffe ich die Strahlentherapie“ (siehe S. 36)

Wohlfühlsticker für dich!

D/1.6 Sticker zu Kap. B/3.5 „So kann ich die Zeit der Isolation meistern“ (siehe S. 46)

2.1 Meine Mutmacher-Box aus Kapitel B/1.5 (siehe S. 25)

durchgezogene Linie = Schneiden
strichlierte Linie = Falten
orange Flächen = Kleben

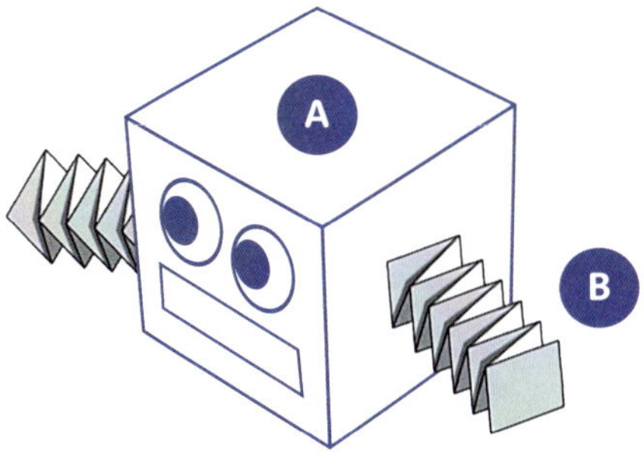

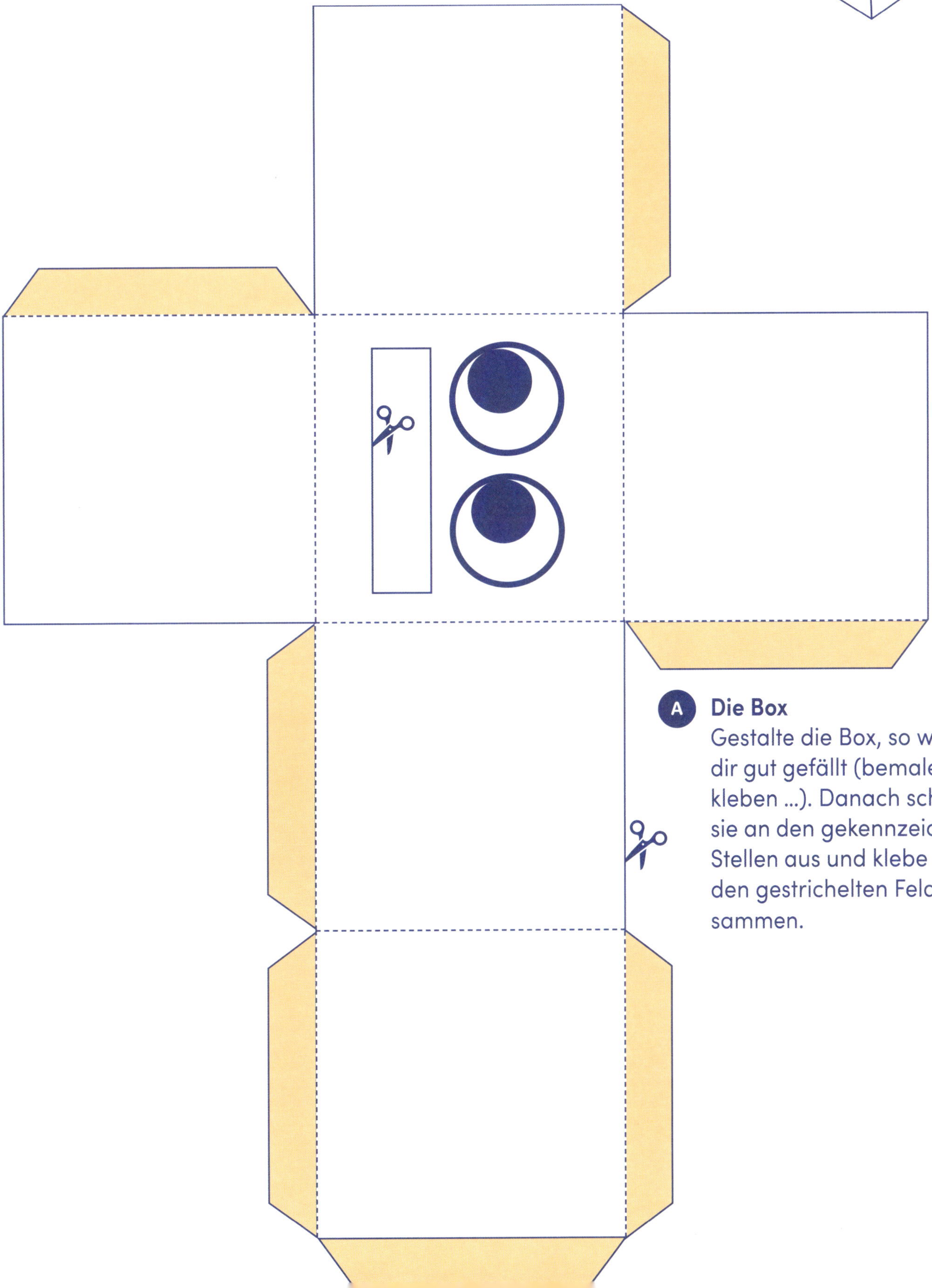

A Die Box
Gestalte die Box, so wie es dir gut gefällt (bemalen, bekleben ...). Danach schneide sie an den gekennzeichneten Stellen aus und klebe sie an den gestrichelten Feldern zusammen.

B

Die Arme

Für jeden Arm brauchst du zwei längere Streifen aus buntem Papier. Falte beide Streifen wie eine Hexenleiter zusammen. Die Faltanleitung zeigt dir, wie das geht. Klebe dann beide Arme auf die Seiten der Box.

1

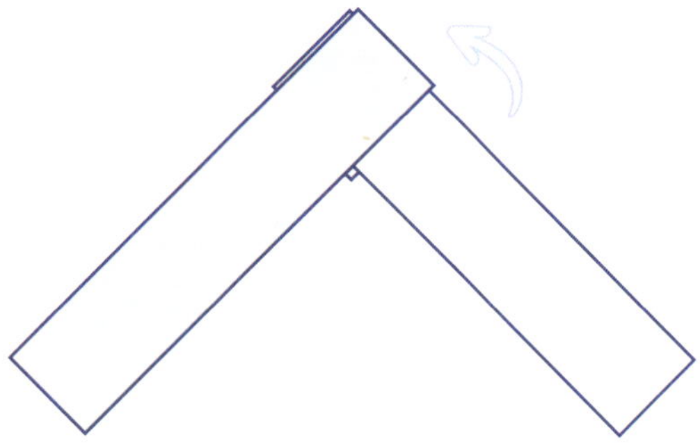

2

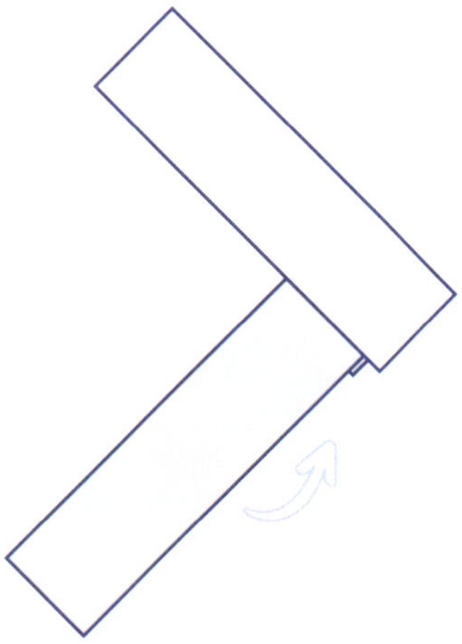

3

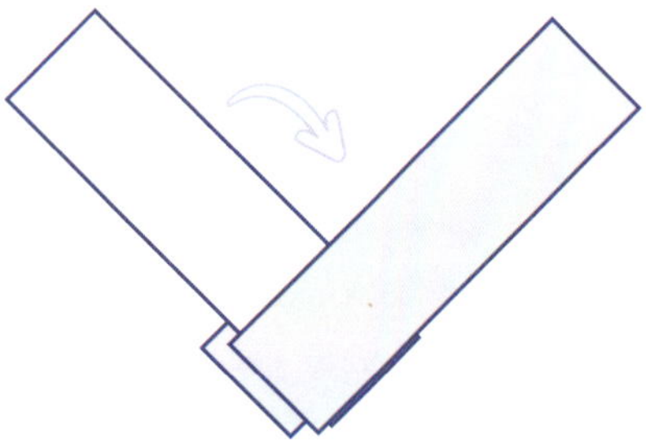

4

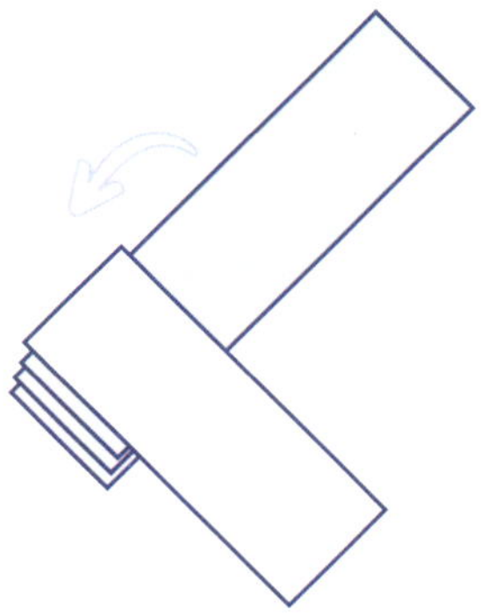

5

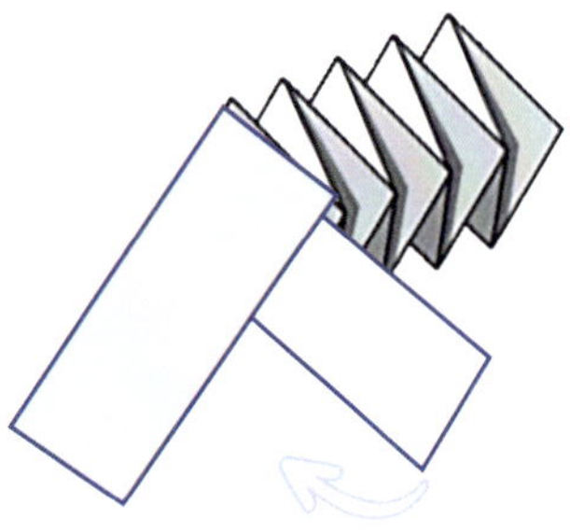

6

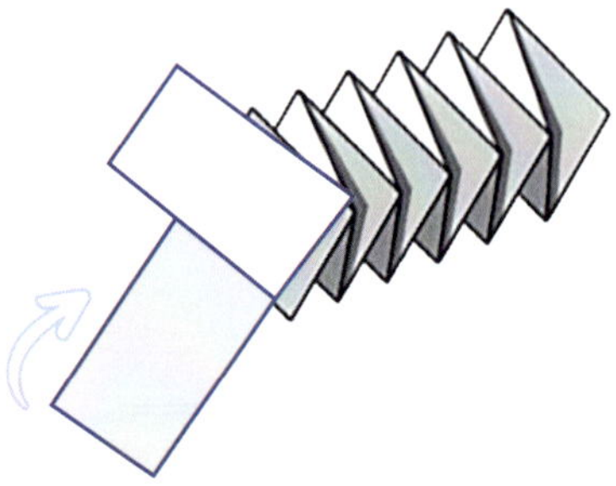

2.2 Aktionskarten zum Spiel „Mensch, Nebenwirkung – Ich ärgere mich nicht!“ aus Kapitel B/1.6 (siehe S. 26)

+2

DAS HILFT MIR:

ICH DARF 2 FELDER WEITERZIEHEN!

+2

DAS HILFT MIR:

ICH DARF 2 FELDER WEITERZIEHEN!

+2

DAS HILFT MIR:

ICH DARF 2 FELDER WEITERZIEHEN!

+2

DAS HILFT MIR:

ICH DARF 2 FELDER WEITERZIEHEN!

+2

DAS HILFT MIR:

ICH DARF 2 FELDER WEITERZIEHEN!

-2

DAS IST ZU TUN:

ICH MUSS 2 FELDER ZURÜCK.

-2

DAS IST ZU TUN:

ICH MUSS 2 FELDER ZURÜCK.

-2

DAS IST ZU TUN:

ICH MUSS 2 FELDER ZURÜCK.

-2

DAS IST ZU TUN:

ICH MUSS 2 FELDER ZURÜCK.

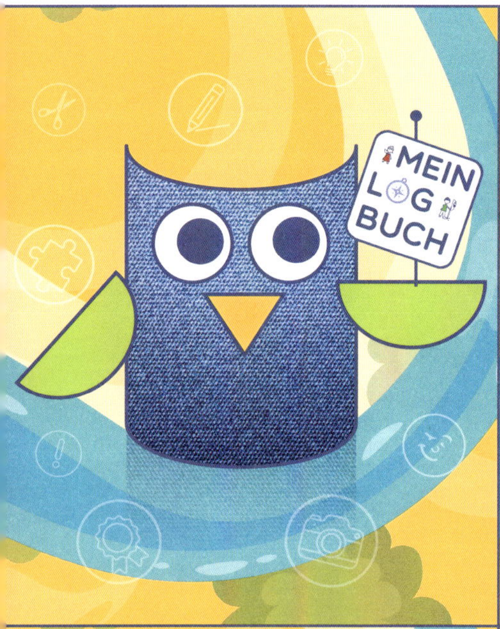
MEIN
LOG
BUCH
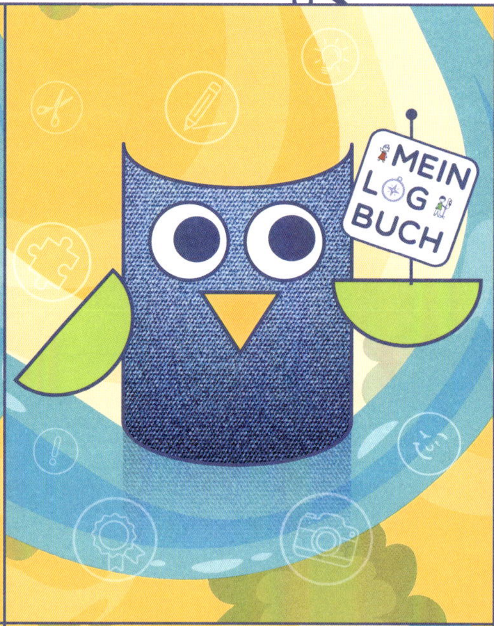
MEIN
LOG
BUCH
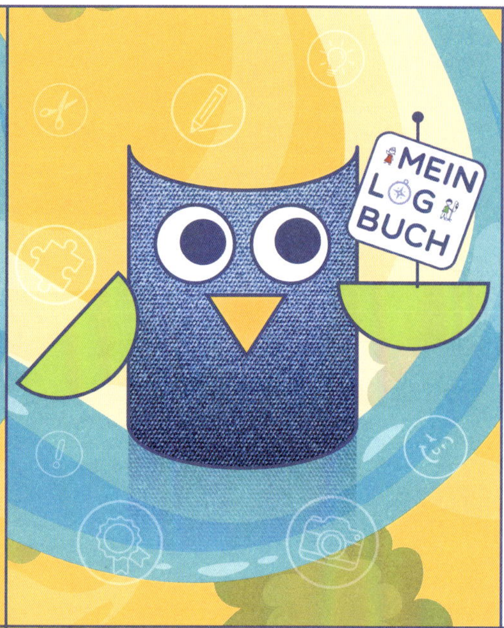
MEIN
LOG
BUCH
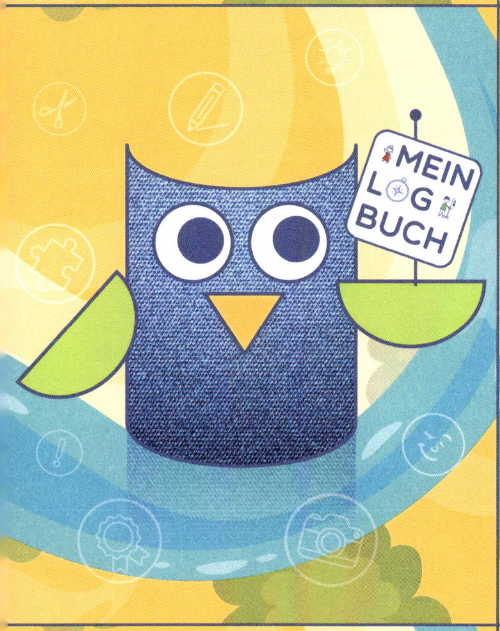
MEIN
LOG
BUCH
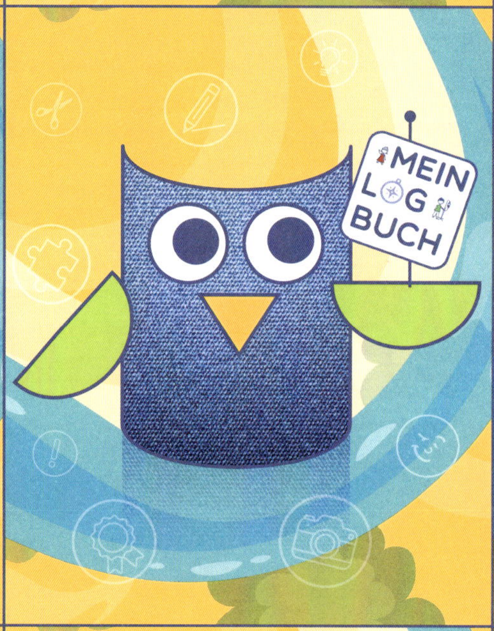
MEIN
LOG
BUCH
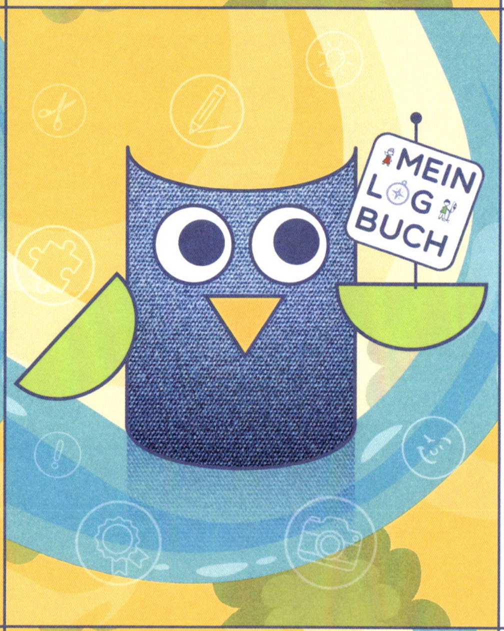
MEIN
LOG
BUCH
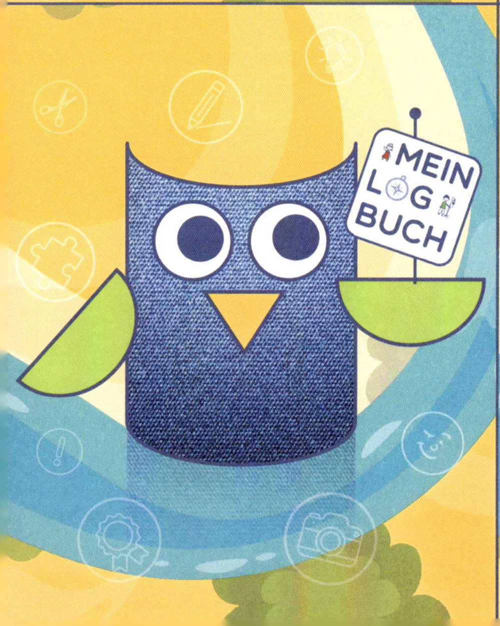
MEIN
LOG
BUCH
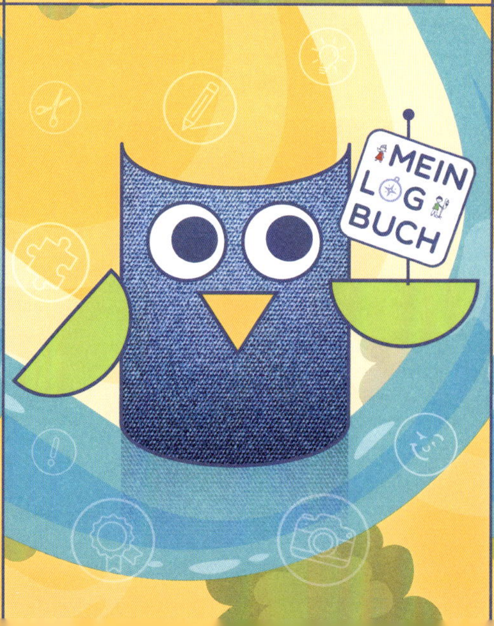
MEIN
LOG
BUCH
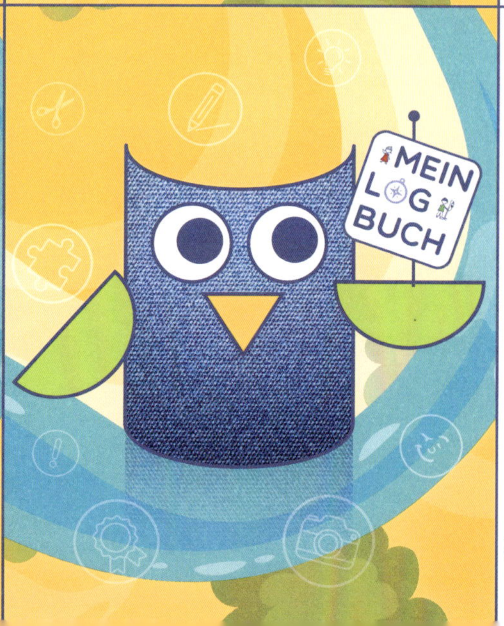
MEIN
LOG
BUCH

2.3 Gänge-Karten zum Spiel „Das verrückte Labyrinth“ aus Kapitel B/3.6 (siehe S. 48)

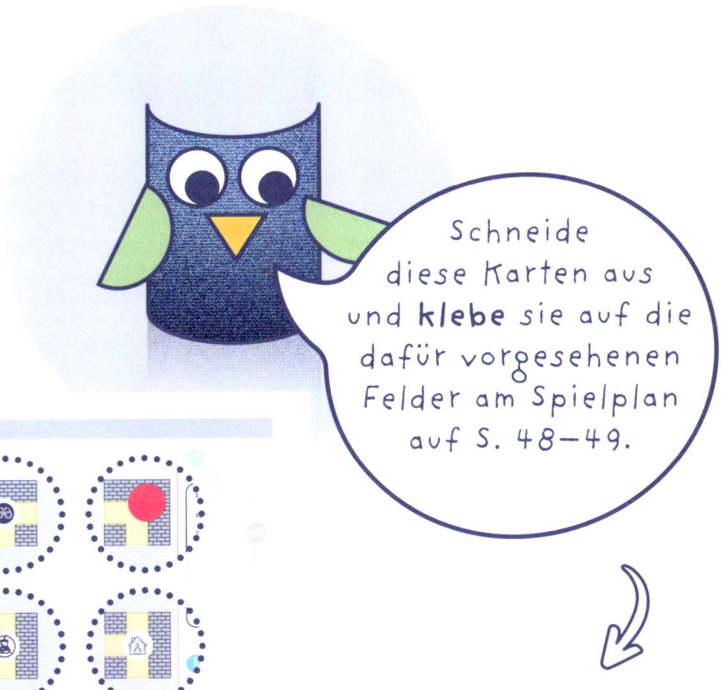

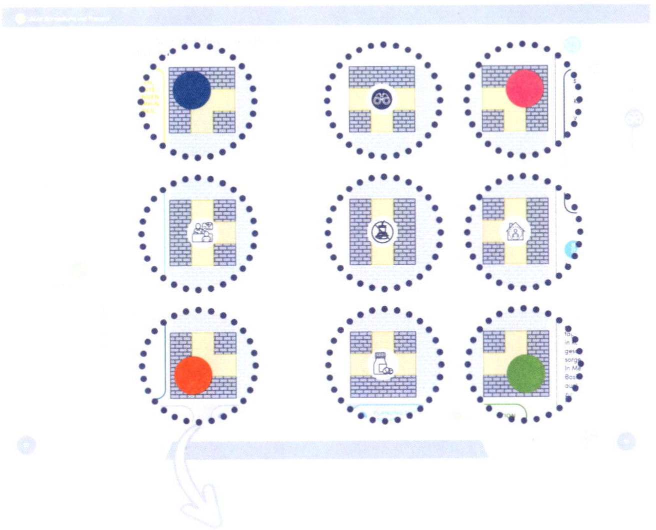

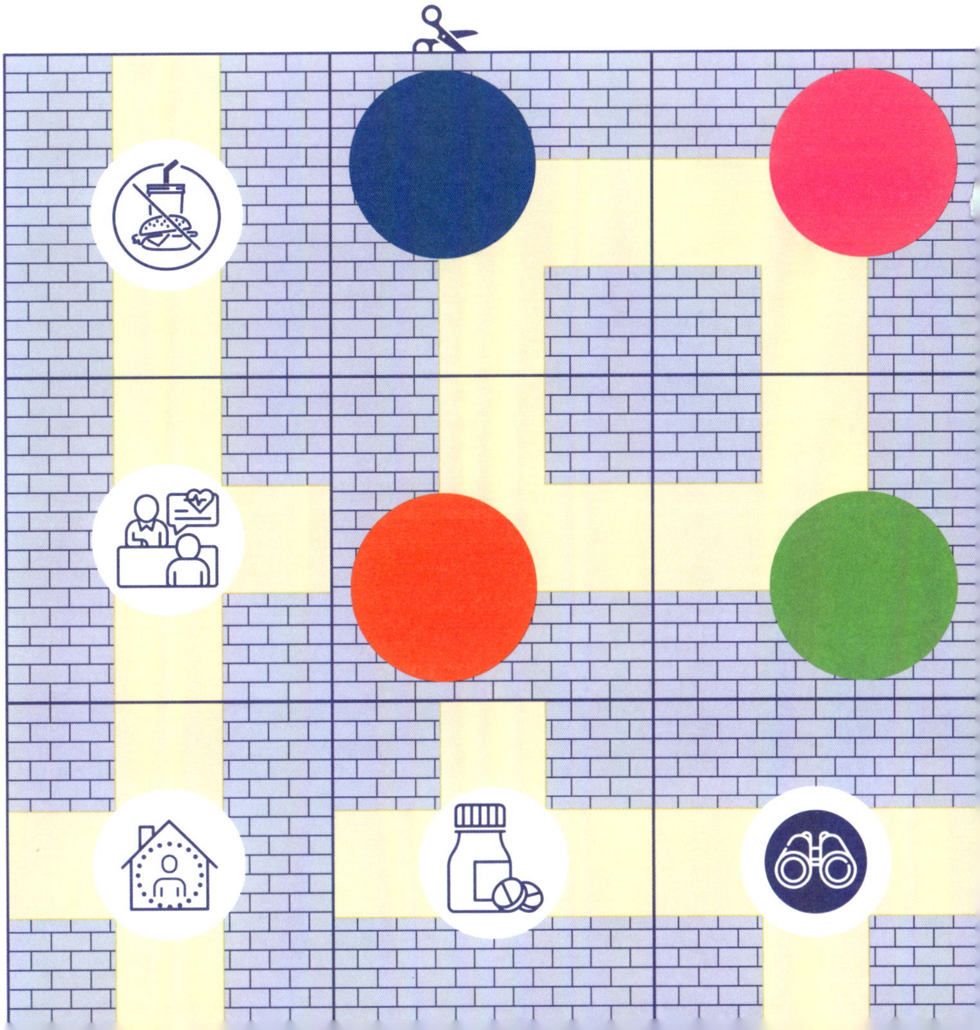

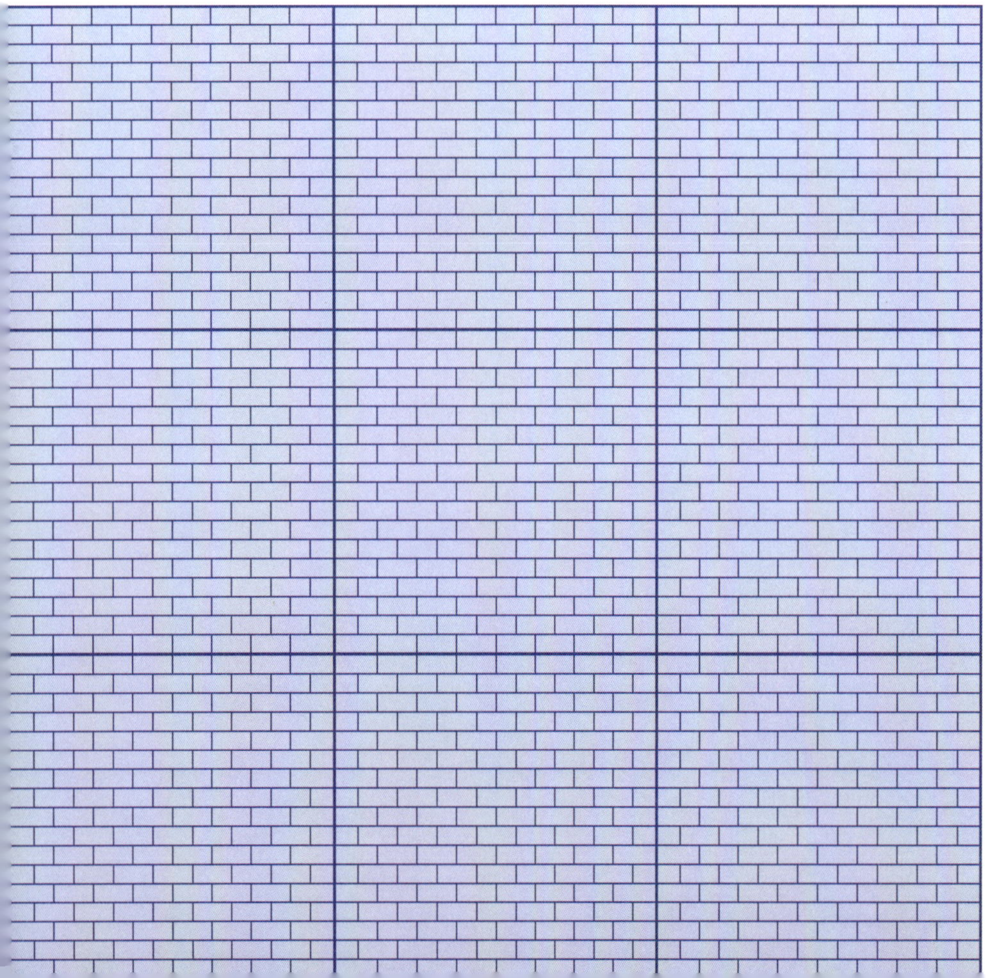

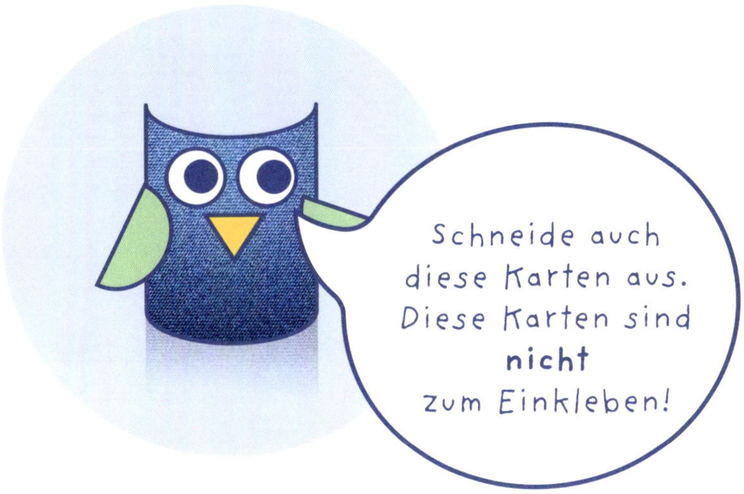

Schiebe-Karten zum Spiel „Das verrückte Labyrinth“ aus Kapitel B/3.6 (siehe S. 48)

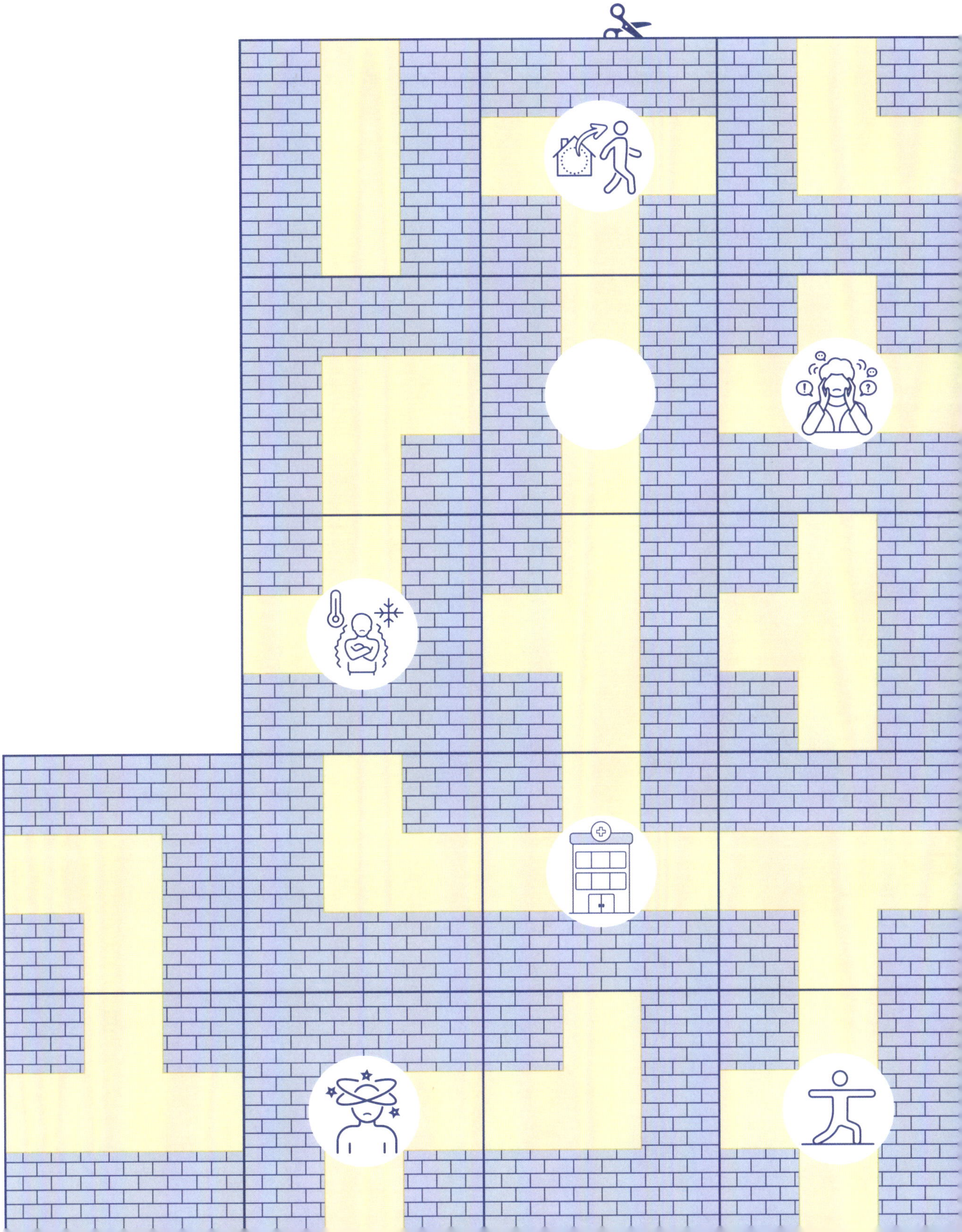

2.4 Meine persönliche Kamera aus Kapitel C/1.7 (siehe S. 59)

durchgezogene Linie = Schneiden
strichlierte Linie = Falten
orange Flächen = Kleben

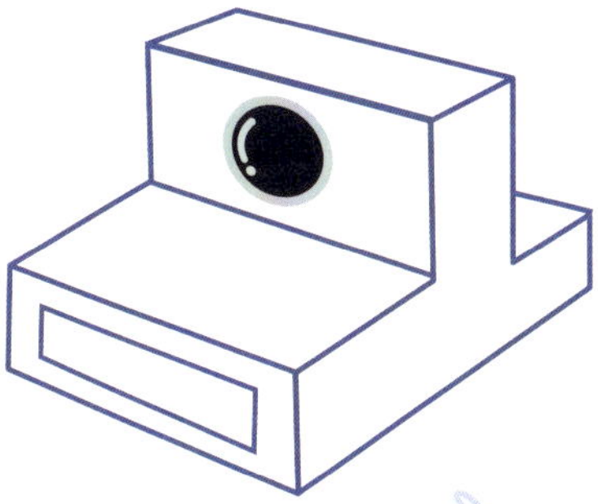

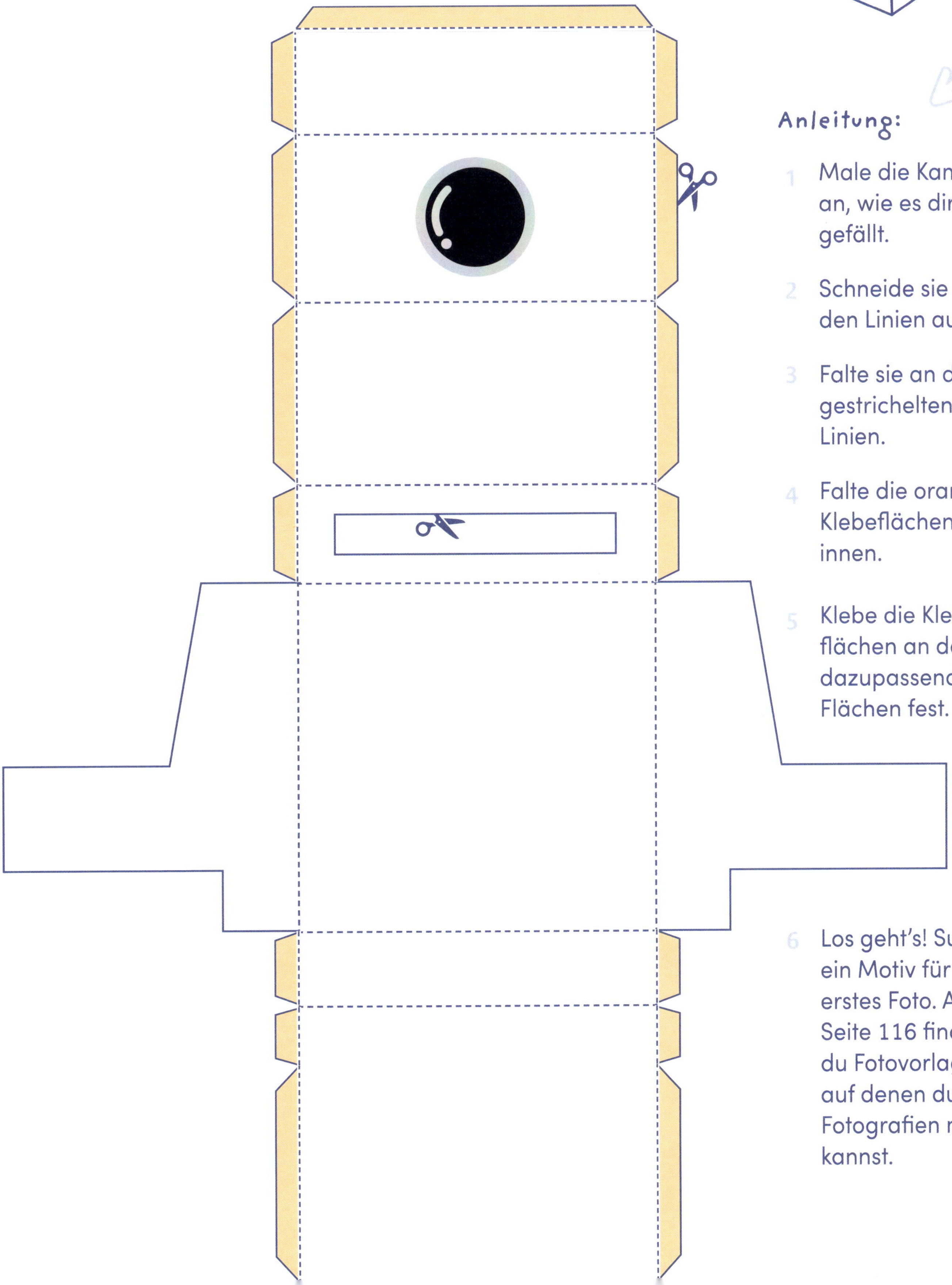

Anleitung:

1. Male die Kamera an, wie es dir gefällt.
2. Schneide sie an den Linien aus.
3. Falte sie an den gestrichelten Linien.
4. Falte die orangen Klebeflächen nach innen.
5. Klebe die Klebeflächen an den dazupassenden Flächen fest.
6. Los geht's! Suche ein Motiv für dein erstes Foto. Auf Seite 116 findest du Fotovorlagen, auf denen du deine Fotografien malen kannst.

2.5 Mein OP-Pass aus Kapitel A/2.3 (siehe S. 14)

1

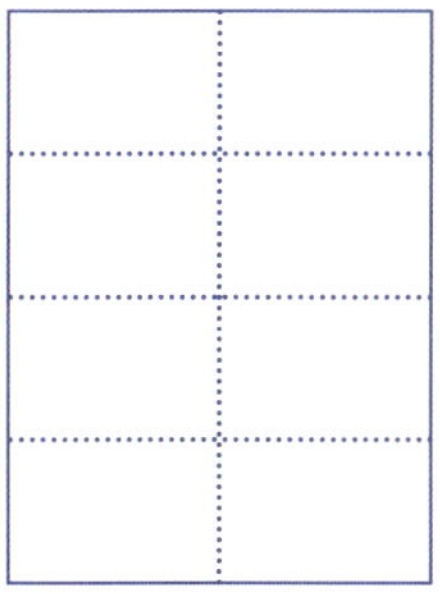

Das Blatt wird an allen Faltlinien gefaltet und wieder aufgeklappt, so dass die acht Flächen (durch den Falz) erkennbar sind.

2

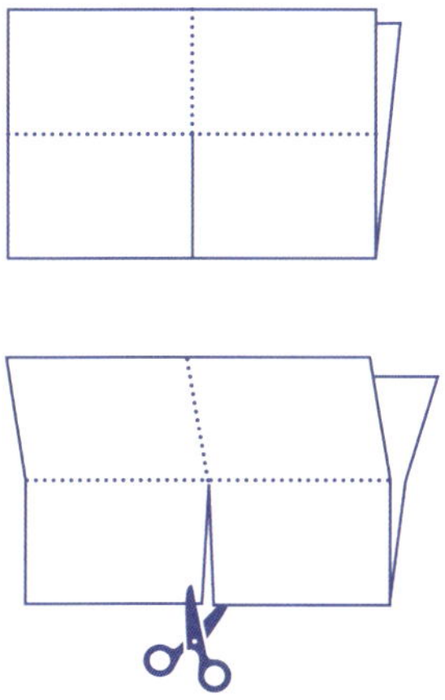

Dann wird das Blatt einmal quer gefaltet und anschließend von der geschlossenen Seite her entlang der Faltlinie bis zur Querfaltung eingeschnitten.

3

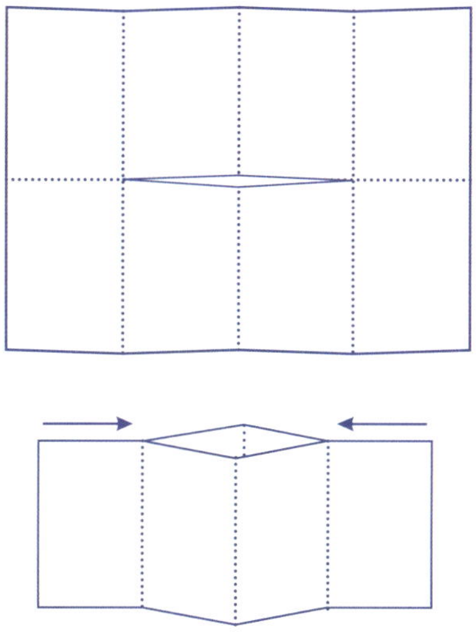

Das Blatt wird nun wieder vollständig aufgeklappt und der Länge nach gefaltet. Nimm die beiden äußeren Seiten und schiebe sie zusammen.

4

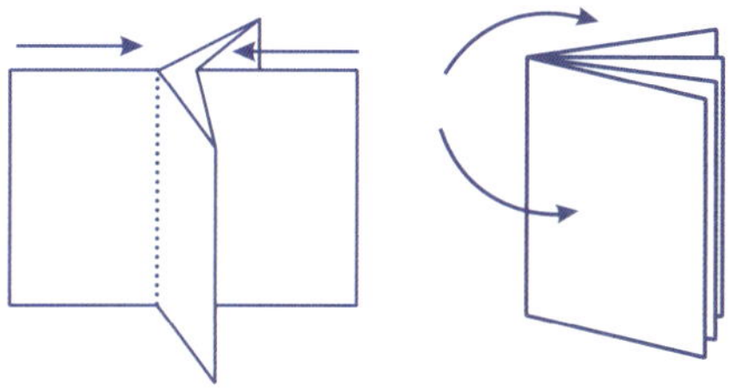

Es ist eine Art Sternform entstanden. Falte den Stern, so dass ein Buch entsteht.

——— Schneiden
········ strichlierte Linie = Falten

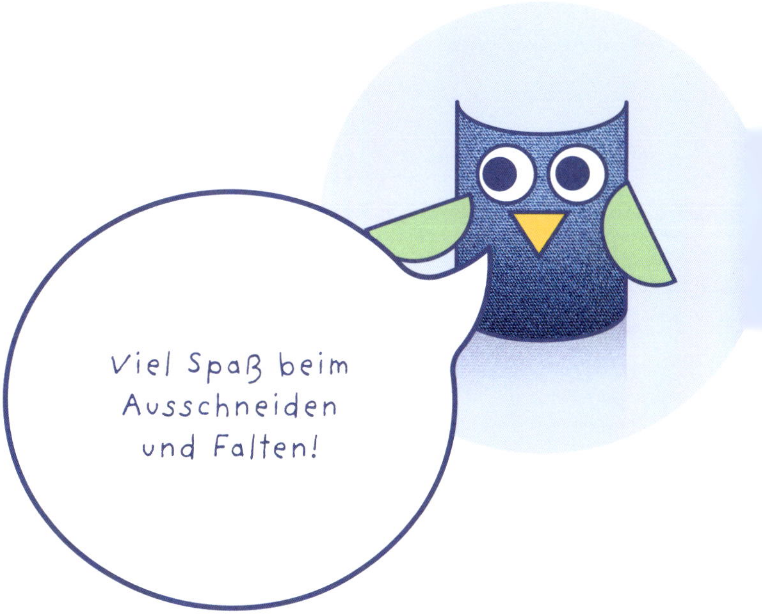

MEINE OPERATION FINDET STATT AM:

Monat

Jahr

Tag

Wochentag

In diesem Zeitraum kann die OP stattfinden:

Nichts mehr essen und trinken ab:

SO GEHT ES NACH DER OP WEITER:

Das hat sich verändert:

Das war besonders herausfordernd:

Das hat mir am Besten geholfen:

DIESE UNTERSUCHUNGEN SIND NACH DER OP NOTWENDIG:

- Blutbild weil ____
- MRT weil ____
- Neuropsycholog. Diagnostik weil ____
- ____ weil ____
- ____ weil ____
- ____ weil ____

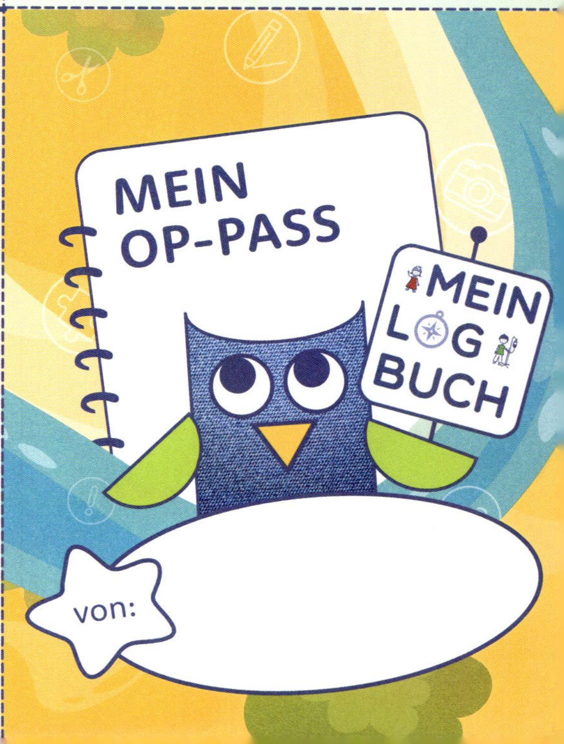

SO SCHAFFE ICH MEINE OP

Wer darf mich begleiten – bis wohin?

Wo wartet meine Familie?

Mein Traumland:

Mein Ruhesatz:

DIESE UNTERSUCHUNGEN SIND VOR DER OP NOTWENDIG:

- Blutbild weil ____
- MRT weil ____
- Neuropsycholog. Diagnostik weil ____
- ____ weil ____
- ____ weil ____
- ____ weil ____

OPERATIONSZIEL

Das soll/wird sich verändern:

OPERATIONSPLAN

Hier werde ich operiert:

Welche Aufgabe hat dieser Körperteil?

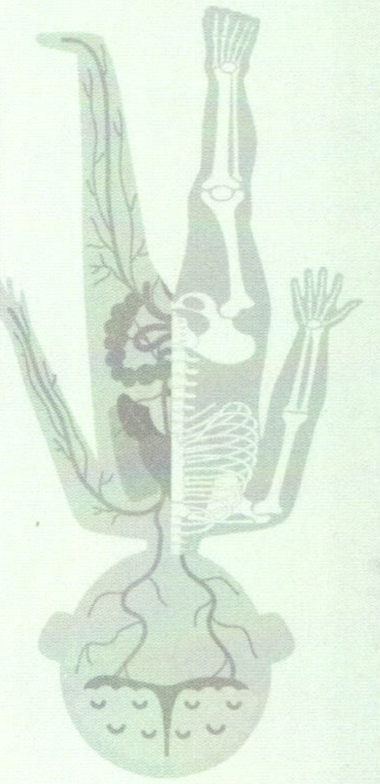

DEIN MOODTRACKER

Welche Gefühle passen am besten zum heutigen Tag? Wähle eine passende Farbe!

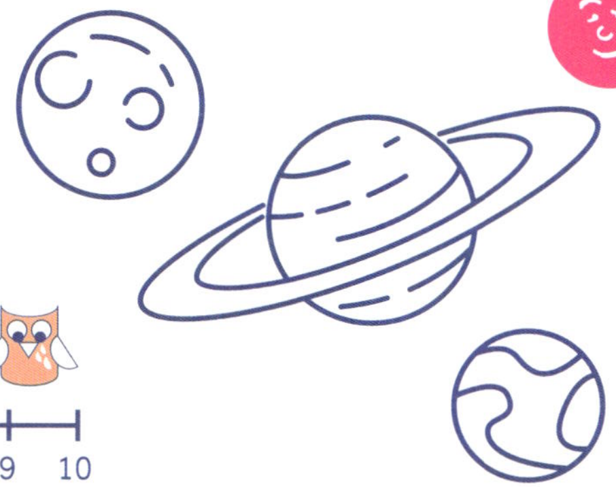

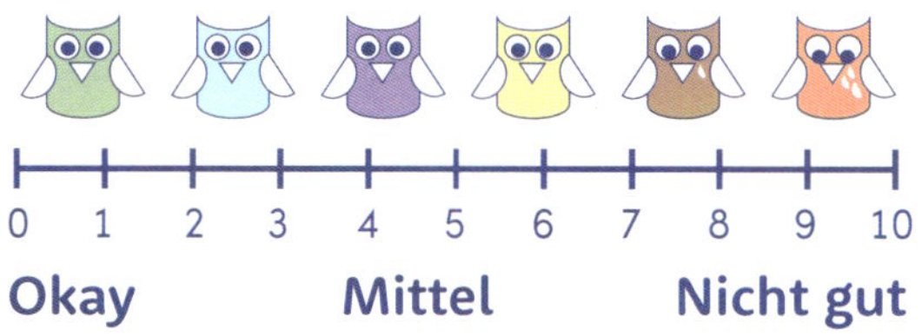

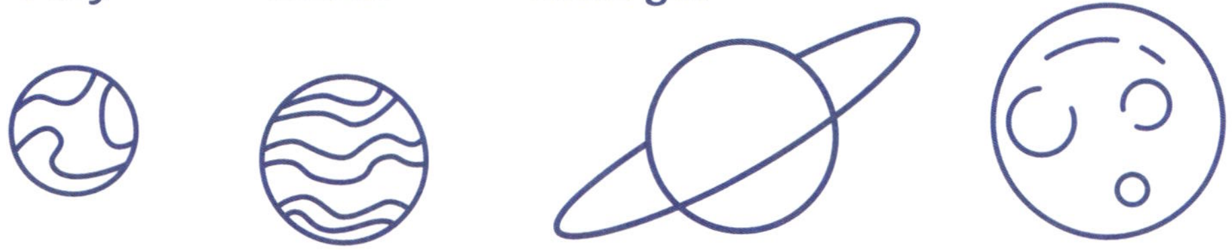

DEIN GEFÜHLSBAROMETER

Wie fühlst du dich heute? Zeichne ein!

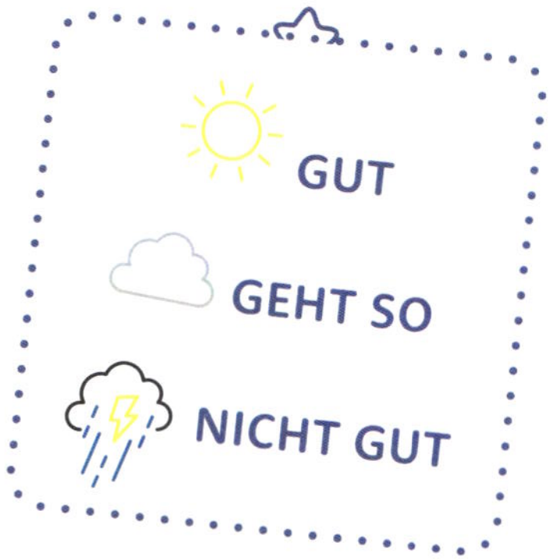

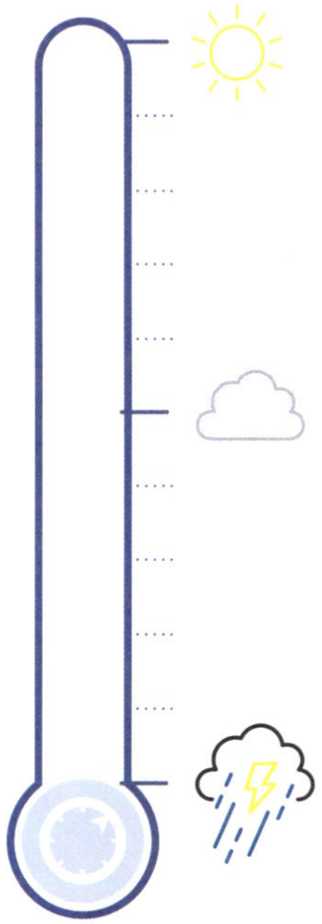

DEINE GEFÜHLE HEUTE

Welche Gefühle begleiten dich heute? Wähle jene aus, die deine Gefühle am besten beschreiben.

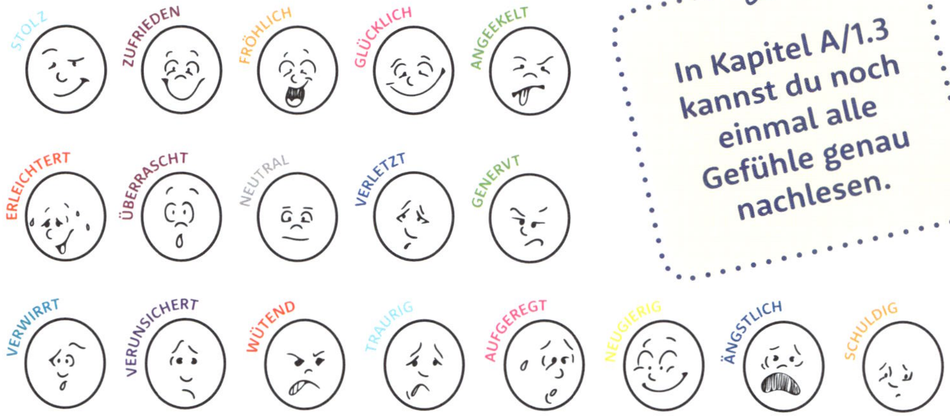

In Kapitel A/1.3 kannst du noch einmal alle Gefühle genau nachlesen.

DEIN GEFÜHLE-GLAS

Wähle eine Farbe aus für deine Gefühle und zeichne ein. Wieviel Platz nimmt jede Emotion ein?

Das Glas zum Anfüllen und Anfühlen.

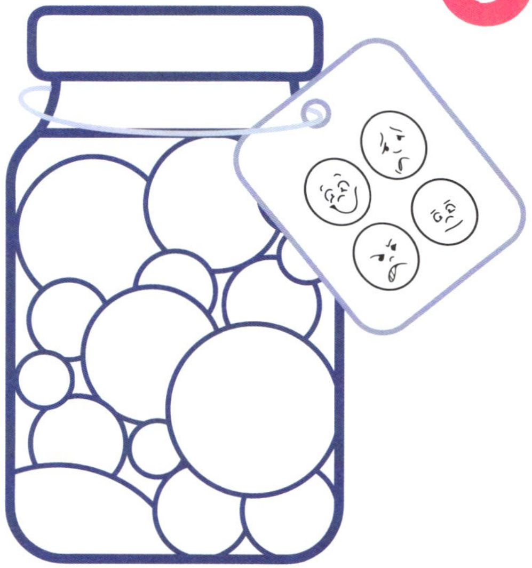

FÜR DICH

FÜR DICH

FÜR DICH

FÜR DICH

DEIN KÖRPERGEFÜHL

Welche Farbe passt zu deinem Körpergefühl?

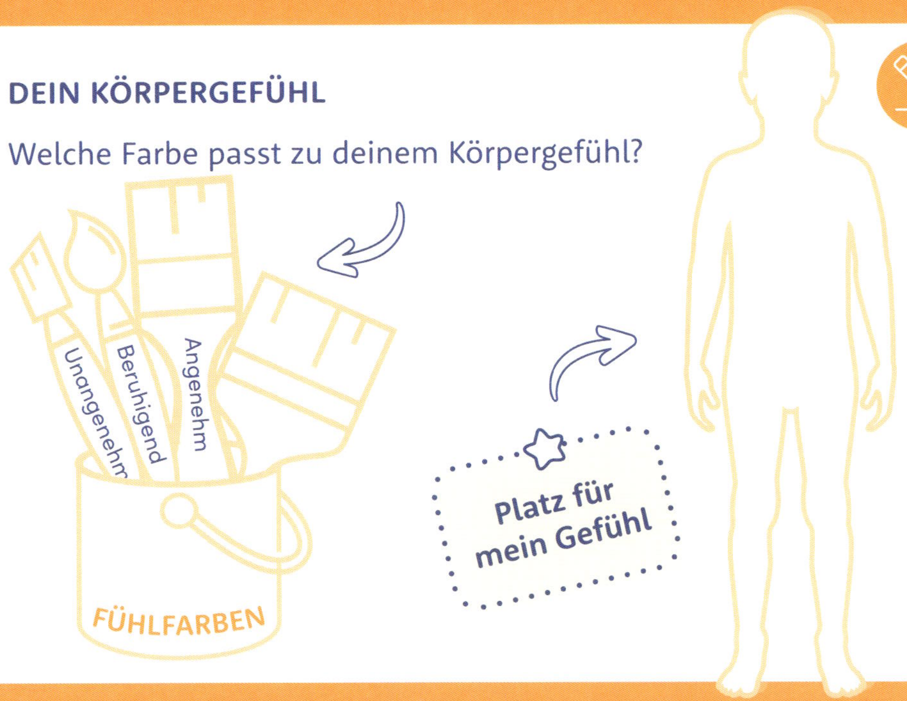

MALEN NACH ZAHLEN

Was ist hier versteckt?

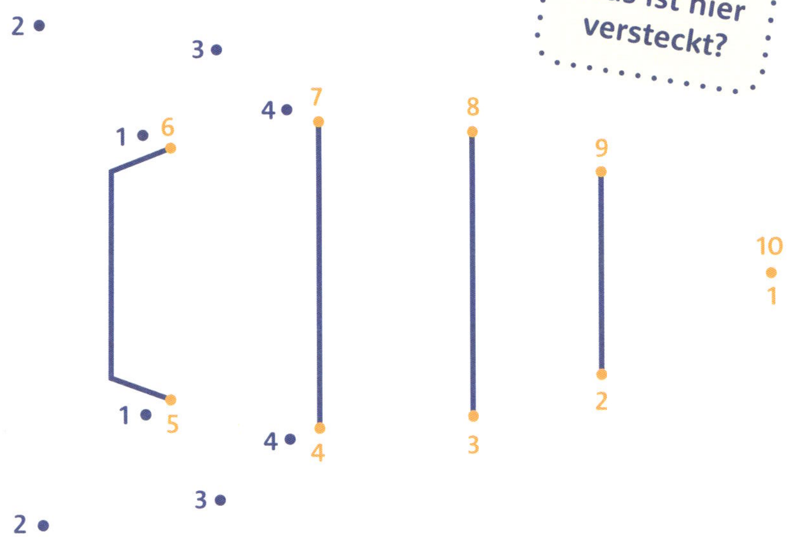

DEIN WOHLFÜHLORT

Zeichne deinen Wohlfühlort.

MALEN NACH ZAHLEN

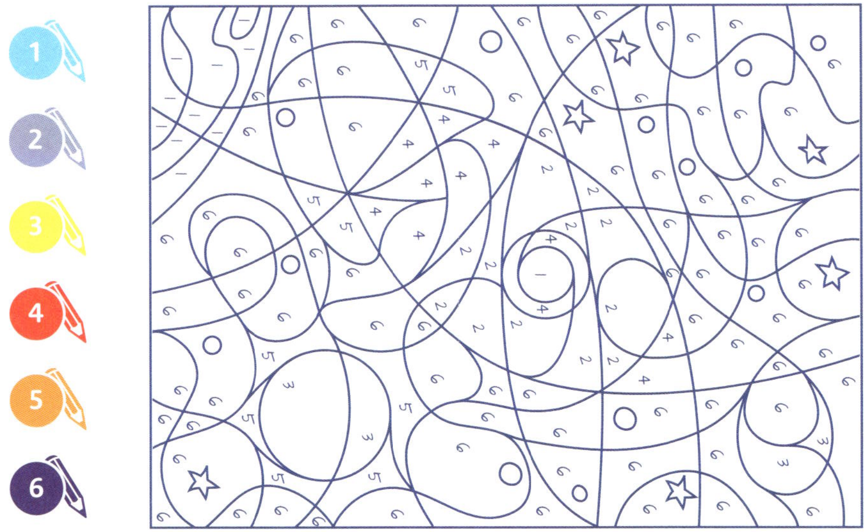

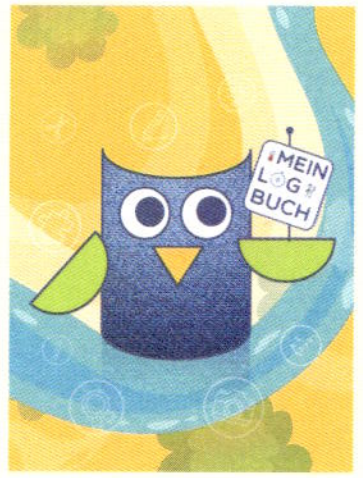

FÜR DICH

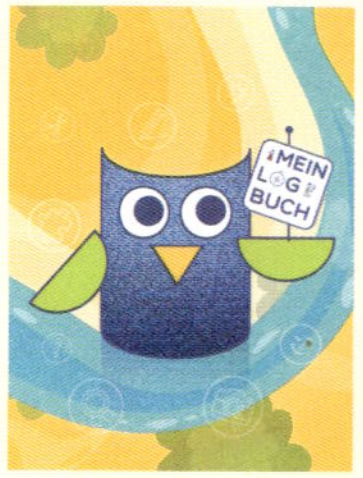

FÜR DICH

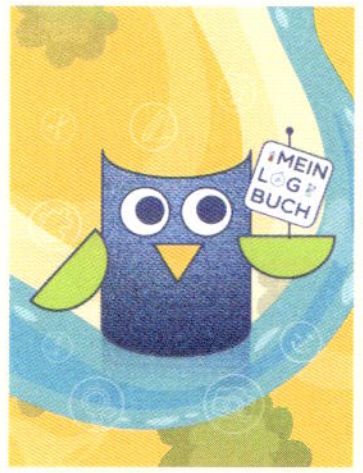

FÜR DICH

FÜR DICH

DEINE HÄNDE

Berühre mit dem Daumen jeden einzelnen Finger.

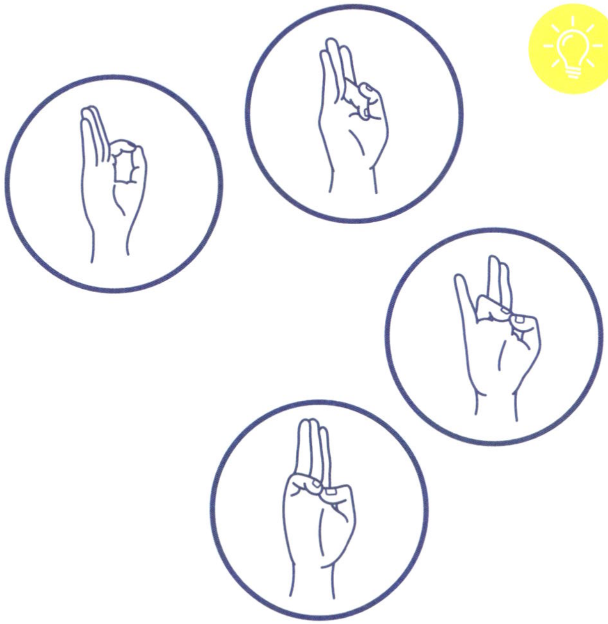

Hast du es schon probiert?

DIE BB-SPRACHE

Kennst du die BB-Sprache?

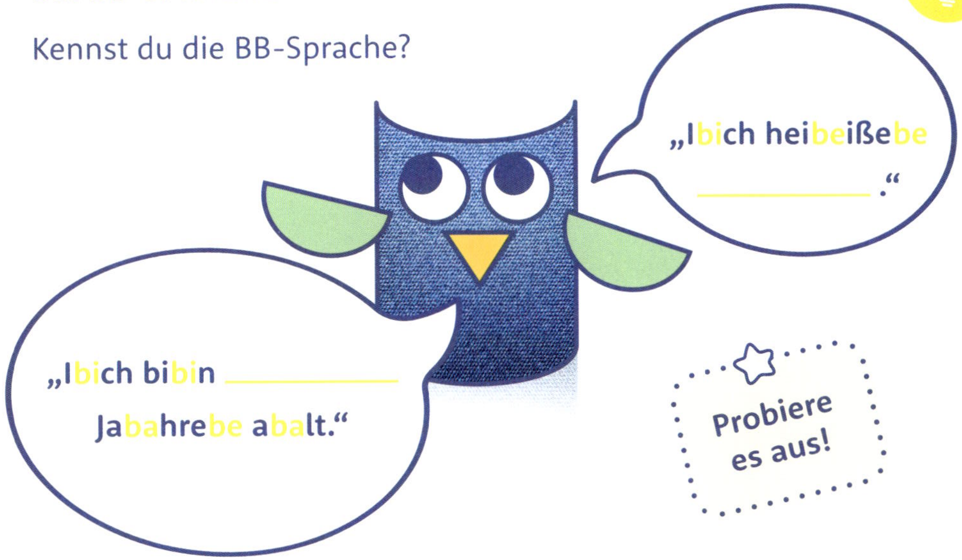

Probiere es aus!

DEIN KÖRPER

Probiere aus, was passiert und wie es sich anfühlt, wenn …

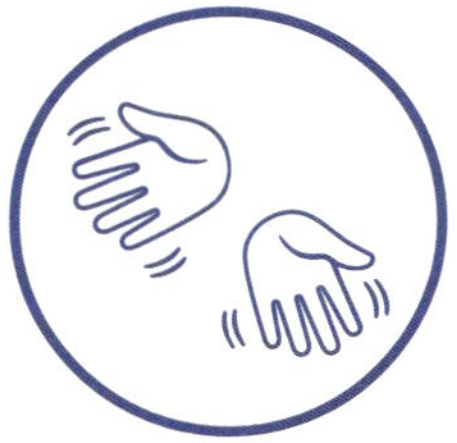

… DU DIE HÄNDE AUSSCHÜTTELST;

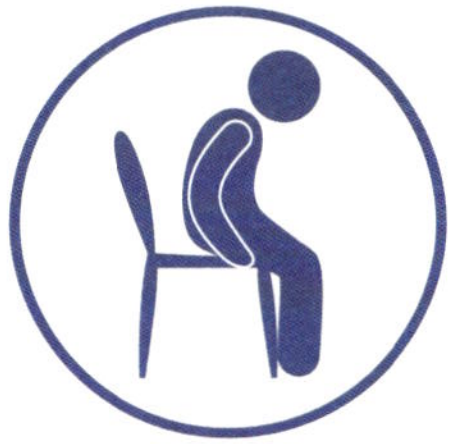

… DU DICH AUF DEINE HÄNDE SETZT UND DICH VOM SESSEL HOCHHEBST.

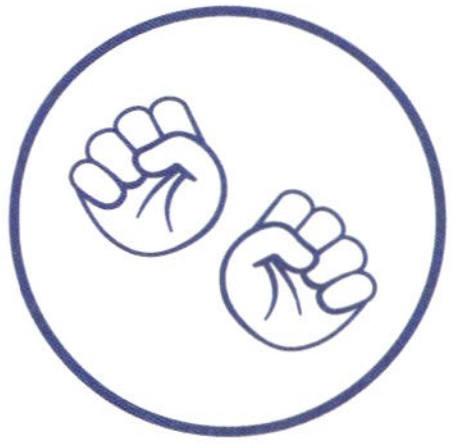

… DU DIE HÄNDE ZU EINER FAUST BALLST;

DEIN LOGO

Gestalte dein persönliches Logo!

Welche Farben und welches Symbol passen zu dir?

FÜR DICH

FÜR DICH

FÜR DICH

FÜR DICH

RÄTSEL

Hilf der Eule, den Weg zu ihrem Lieblingsbaum zu finden.

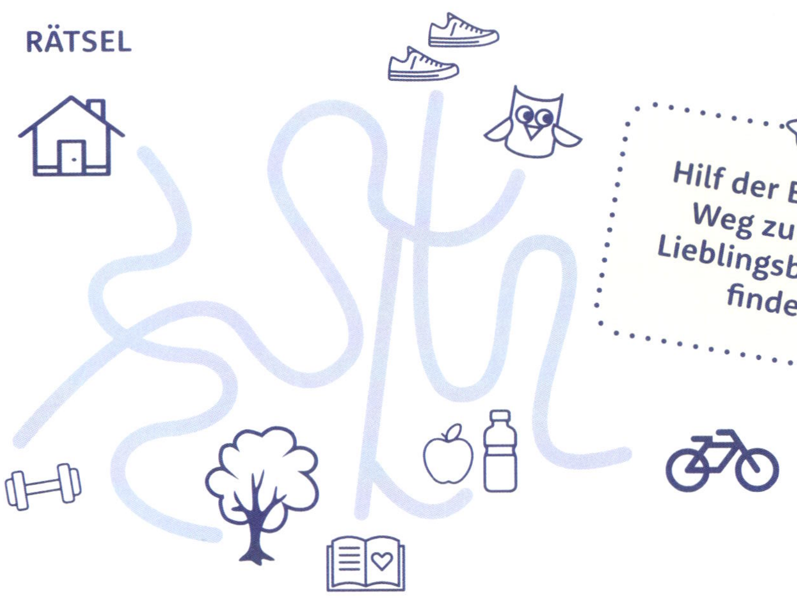

RÄTSEL

Finde die 5 Unterschiede und kreise sie ein.

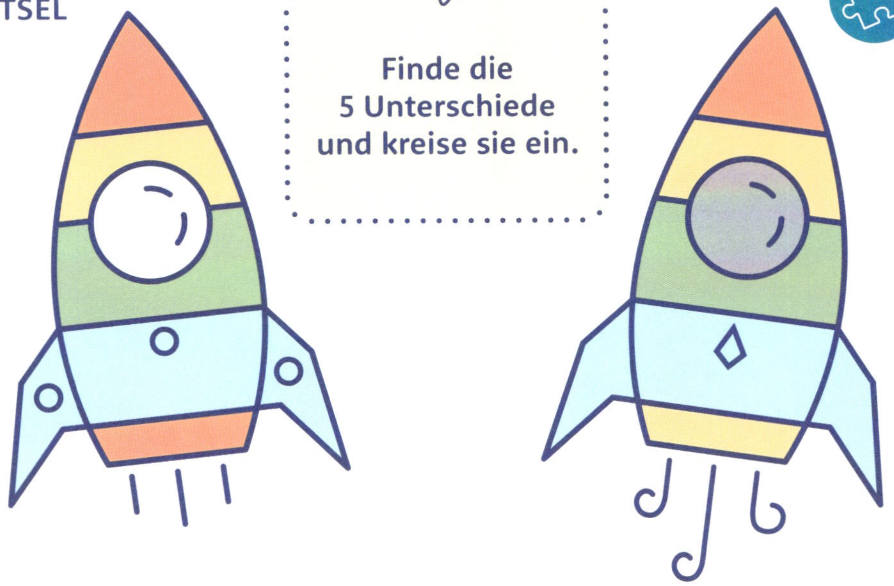

RÄTSEL

Welches Muster fehlt? Kreuze an!

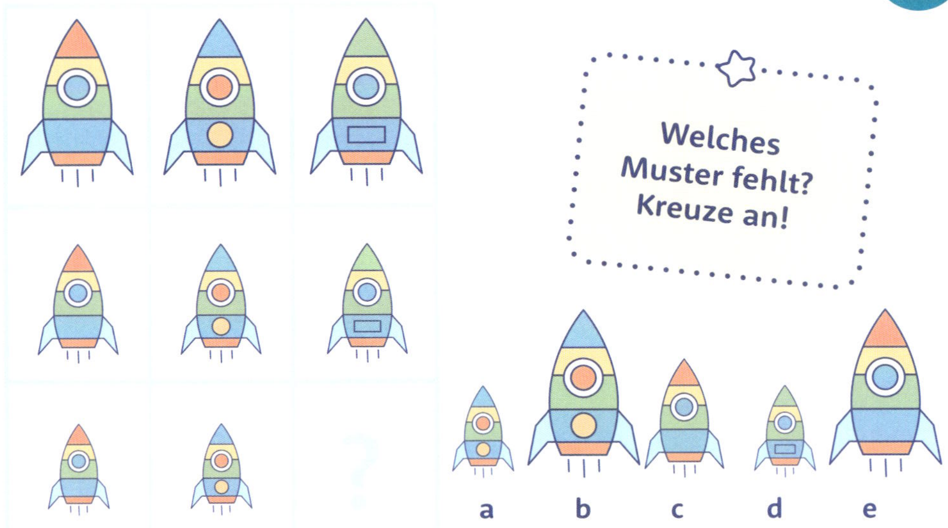

RÄTSEL

Finde die Zwillingseulen und markiere sie.

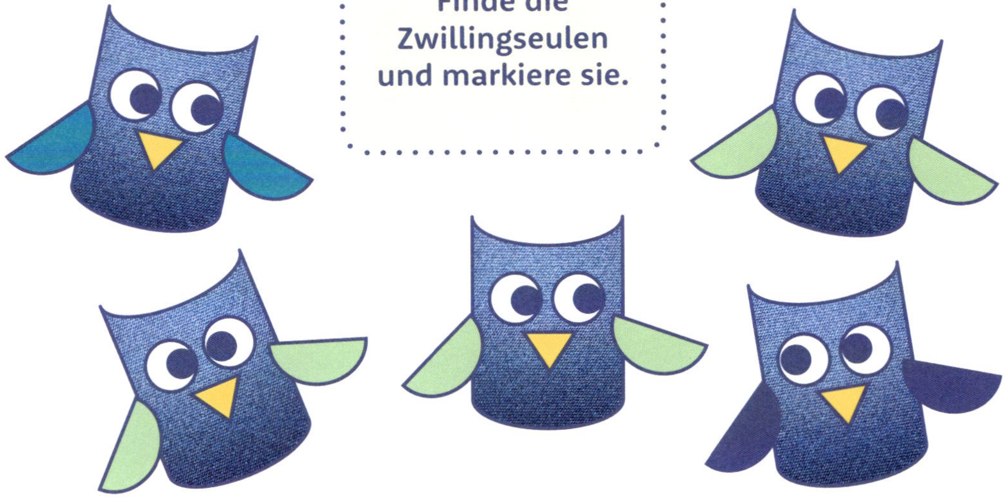

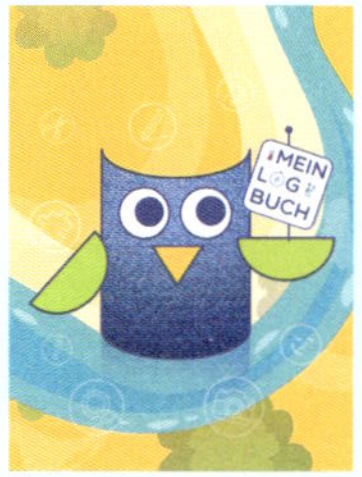

FÜR DICH

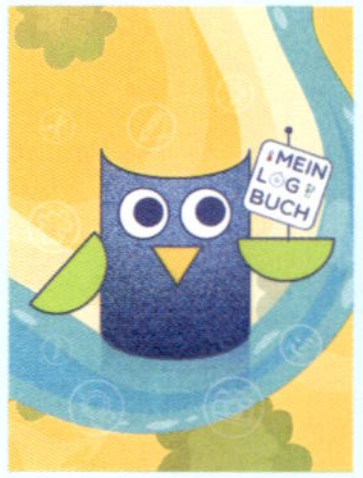

FÜR DICH

FÜR DICH

FÜR DICH

DEINE EIGENE KAMERA

Gestalte deine eigene Kamera für wichtige Bilder zur Erinnerung.

Du benötigst:
- Kreativbogen (mit der Bastelanleitung) aus Kapitel D/2.4, S. 83
- Stifte oder Sticker für deine ganz persönliche Gestaltung
- Schere und Kleber
- Ein Motiv für dein erstes Foto

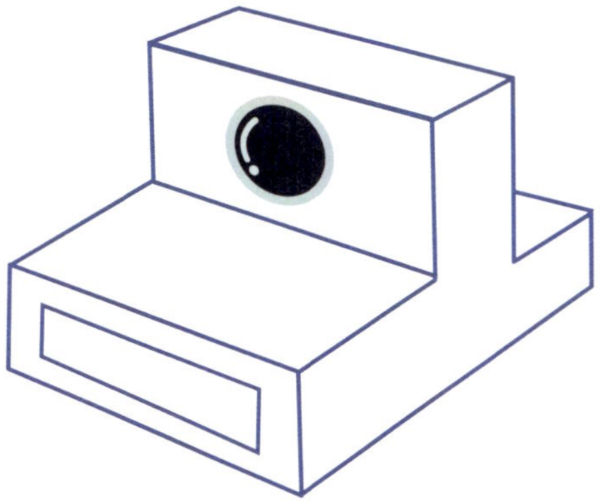

DEINE EIGENE GESCHICHTE

Wie könnte die Geschichte weitergehen?

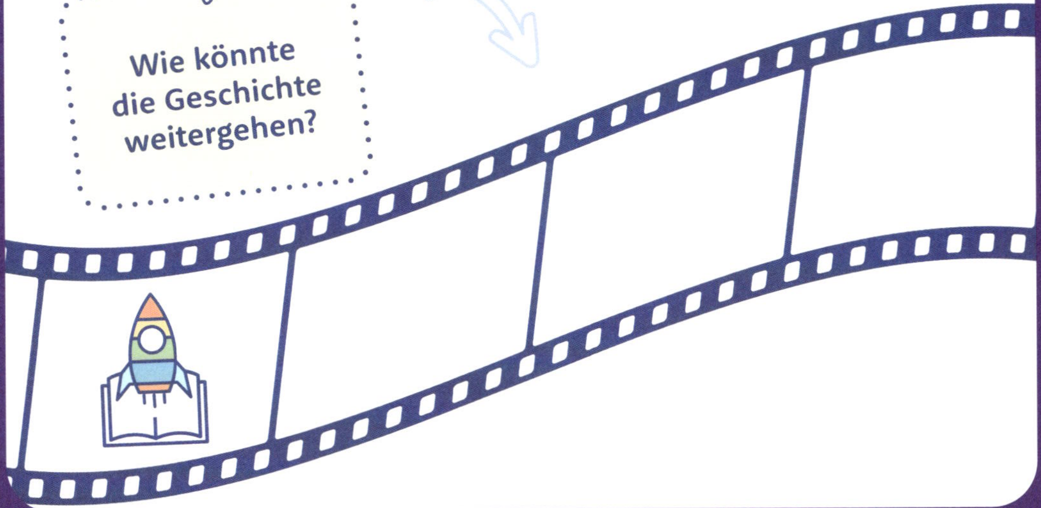

DEINE EIGENEN BILDER

Du benötigst:
- Deine eigene Kamera
- Den Kreativbogen mit den Fotovorlagen aus Kapitel D/2.10, siehe S. 117
- Schere
- Stifte oder Sticker für deine ganz persönliche Gestaltung
- Und Motive für deine Fotos – dein Team, deine Familie, deine Wünsche oder Träume

Überlege, wo du deine Bilder sammeln oder aufhängen möchtest.

DEIN EIGENES DAUMENKINO

UND FILM AB!

Gestalte deine eigene Kamera für wichtige Bilder zur Erinnerung.

Anleitung

1. Male deine Kino-Bilder in der Vorlage an.
2. Schneide alle Kärtchen aus der Vorlage aus.
3. Lege die ausgeschnittenen Kärtchen auf einen Stapel und klebe die linke Seite wie ein Heft zusammen
4. Blätter so schnell wie möglich durch

Du benötigst:
- Vorlage aus Kapitel D/2.9, S. 115
- Schere
- Stifte
- Klebeband

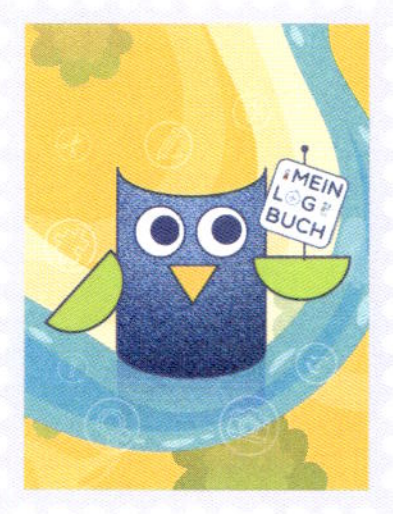

FÜR DICH

FÜR DICH

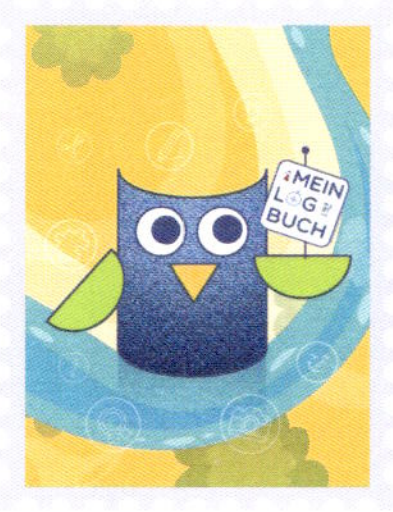

FÜR DICH

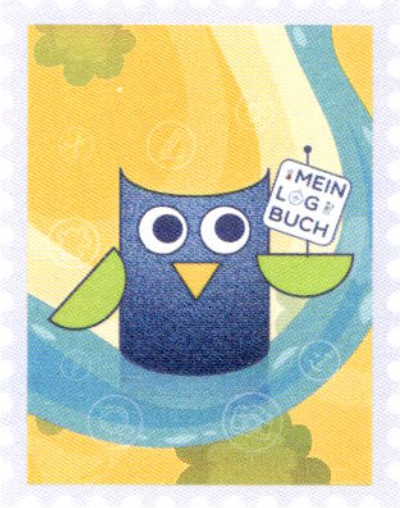

FÜR DICH

DEINE PLÄNE

Was machst du als erstes, wenn du nach Hause kommst? Auf wen freust du dich?

RÄTSEL

Finde die 6 gesuchten Wörter und kreise sie ein.

S	T	A	M	M	Z	E	L	L	E
S	R	A	U	T	Q	K	P	I	Z
Z	A	D	T	S	C	U	F	D	E
P	N	J	I	F	D	F	A	S	W
R	S	Z	G	D	O	A	A	B	X
Q	P	E	P	R	U	Z	U	P	I
B	L	U	T	B	I	L	D	E	P
J	A	F	H	U	I	V	Y	M	R
A	N	D	L	K	J	F	D	I	R
S	T	A	R	K	L	H	D	A	L

RÄTSEL

Welche Untersuchungen sind hier gemeint?

Kannst du diese Rätsel lösen?

KNO-MARK-CHEN-PUNK-ON-TI

N C B P G J C L
V Q B M S K O I X P
T N Z H K S Q C X I B U
X **S O N O G R A F I E** B
M Q A O H G H H I O

T	T	U
E	B	L
S	T	

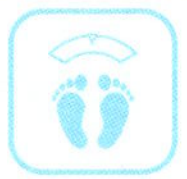

LUN-FUNK-GEN-TEST-ONS-TI

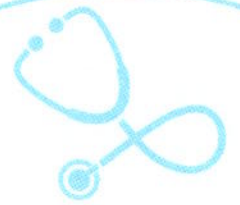

Finde die Auflösung der Rätsel in MeinLogbuch – Basisband, S. 116.

LABYRINTH

Finde den Weg aus dem Labyrinth! Kreise ein, worauf du dich nach der Zeit im Krankenhaus am meisten freust!

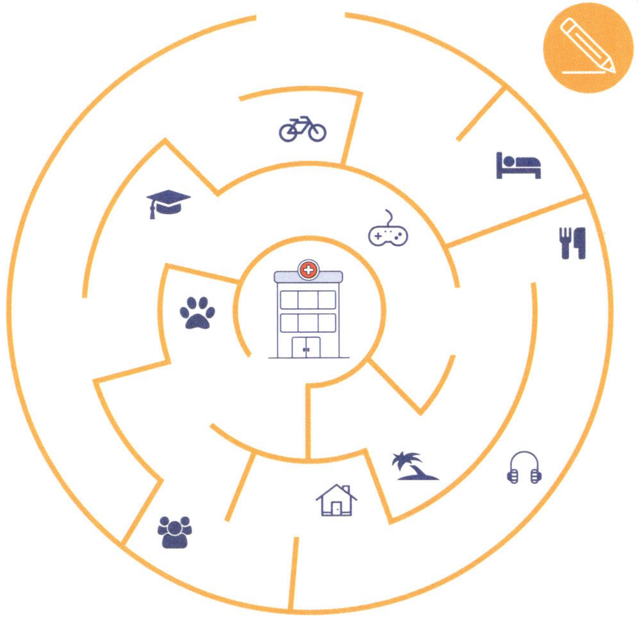

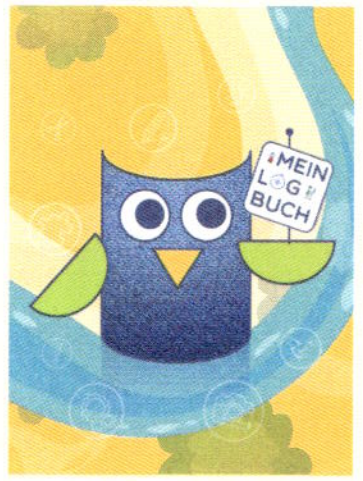

FÜR DICH

FÜR DICH

FÜR DICH

FÜR DICH

HAST DU GEWUSST, DASS ...

... unsere Knochen aus einer festen Knochenwand bestehen, die die innere schwammartige Substanz schützt?

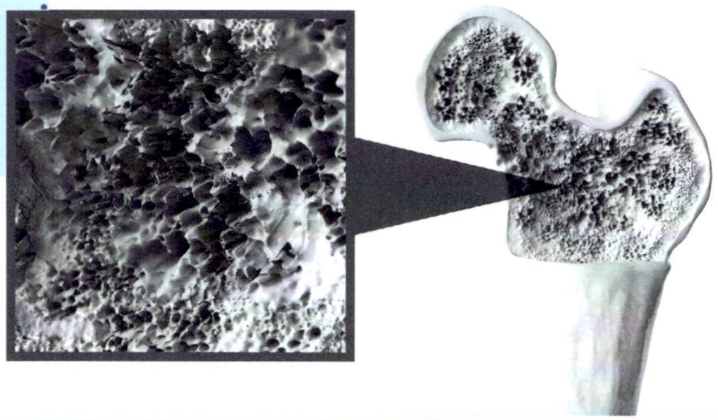

HAST DU GEWUSST, DASS ...

... Blut mit 4 km/h durch den Körper fließt? Dabei funktioniert das Herz wie eine Pumpe. Es kann in nur einer Minute das gesamte Blut einmal durch unseren Körper pumpen!

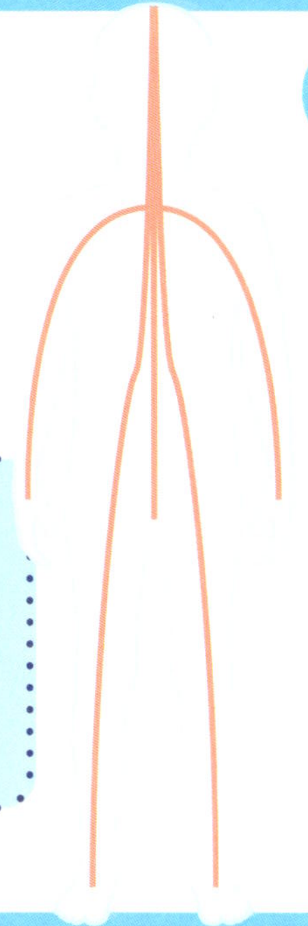

HAST DU GEWUSST, DASS ...

... dein Gehirn ungefähr 100 Milliarden Nervenzellen hat? Diese Zellen helfen dir beim Denken, Fühlen, Erinnern – und sogar beim Träumen!

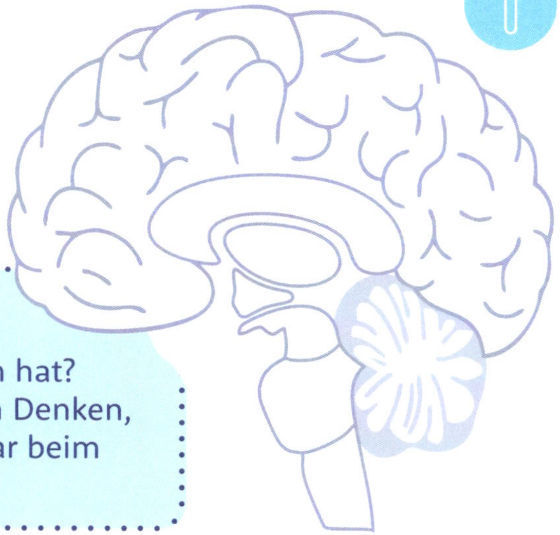

HAST DU GEWUSST, DASS ...

... es in unserem Körper über 200 verschiedene Arten von Zellen gibt? Und jede dieser Zellen hat eine ganz bestimmte Aufgabe zu erfüllen! Welche kennst du schon?

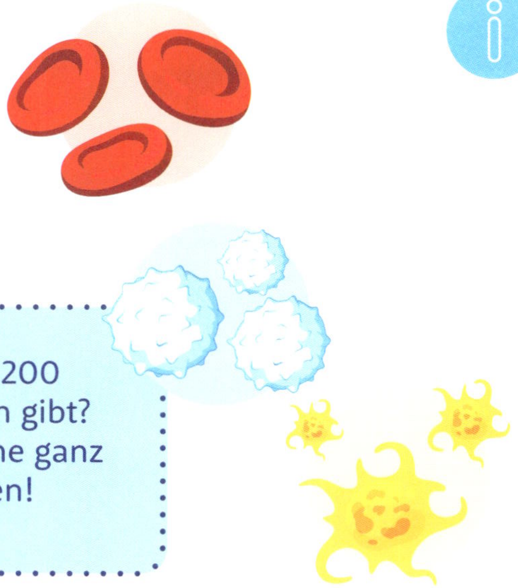

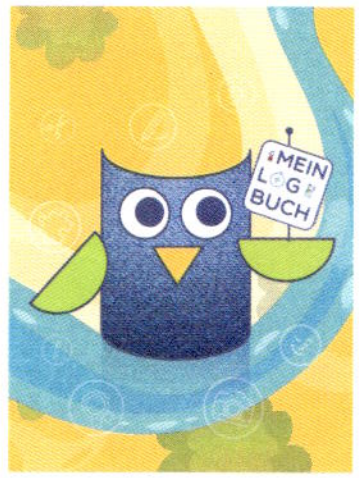

FÜR DICH

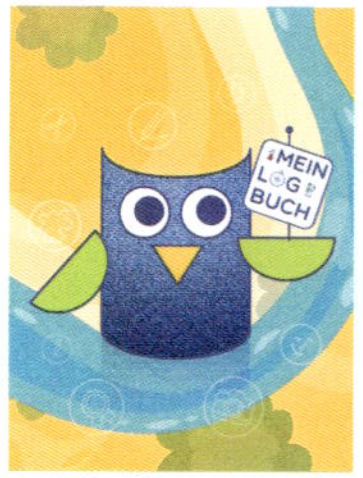

FÜR DICH

FÜR DICH

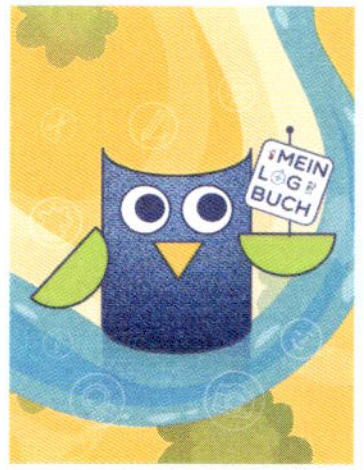

FÜR DICH

BELOHNUNGSKARTE

Du bist großartig! Du hast dir eine Belohnung verdient!

Das tut mir gut:

Dann ist ein guter Zeitpunkt dafür:

PLANUNG DER ENTLASSUNG | ISOLATION TRANSPLANTATION | PLANUNG DER ENTLASSUNG | REGENERATION

BELOHNUNGSKARTE

Du bist großartig! Du hast dir eine Belohnung verdient!

Das tut mir gut:

Dann ist ein guter Zeitpunkt dafür:

PLANUNG DER ENTLASSUNG | ISOLATION TRANSPLANTATION | PLANUNG DER ENTLASSUNG | REGENERATION

BELOHNUNGSKARTE

Du bist großartig! Du hast dir eine Belohnung verdient!

Das tut mir gut:

Dann ist ein guter Zeitpunkt dafür:

PLANUNG DER ENTLASSUNG | ISOLATION TRANSPLANTATION | PLANUNG DER ENTLASSUNG | REGENERATION

BELOHNUNGSKARTE

Du bist großartig! Du hast dir eine Belohnung verdient!

Das tut mir gut:

Dann ist ein guter Zeitpunkt dafür:

PLANUNG DER ENTLASSUNG | ISOLATION TRANSPLANTATION | PLANUNG DER ENTLASSUNG | REGENERATION

FÜR DICH

FÜR DICH

FÜR DICH

FÜR DICH

DEINE BLUMENWIESE

Anleitungen
Rolle kleine Papierstreifen ein und klebe sie im Kreis auf, damit sie eine Blüte ergeben.

Schneide das Papier in lange Streifen und schneide die obere Seite ein. Rolle den langen Streifen zusammen und verbiege die Einschnitte.

3D-Blumen: Wähle verschiedene Blütenformen aus und klebe sie in der Mitte aufeinander auf.

Gestalte deine isolationstaugliche Blumenwiese.

Überlege:
- Welche Farben sollen die Blumen haben?
- Wie riechen sie?
- Welchen Namen haben sie?

DEIN ZIMMERDRACHEN

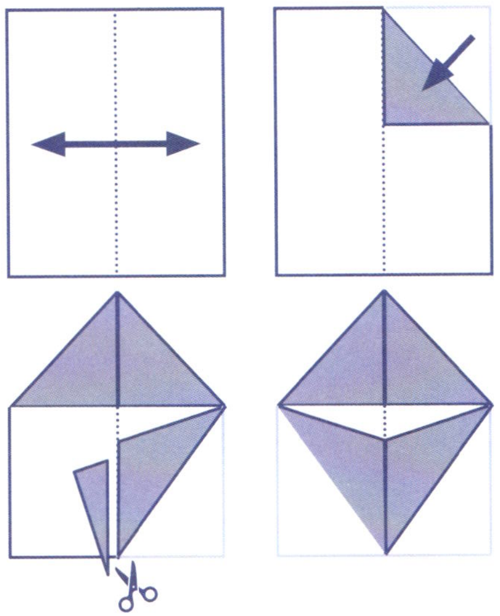

Gestalte deinen ganz persönlichen Zimmerdrachen.

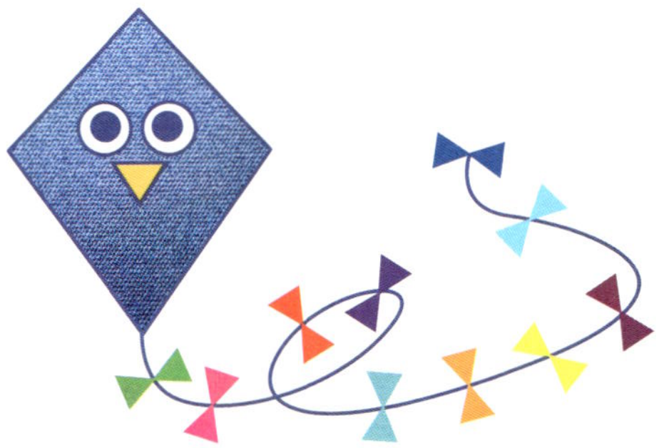

DEIN PAPIERKNOCHEN

Mit dieser Anleitung kannst du einen Knochen aus Papier gestalten: www.trauner.at/papierknochen

Mit kleinen Papierschnipseln kannst du deinen Knochen mit Superhelden-Zellen bekleben.

Anleitung

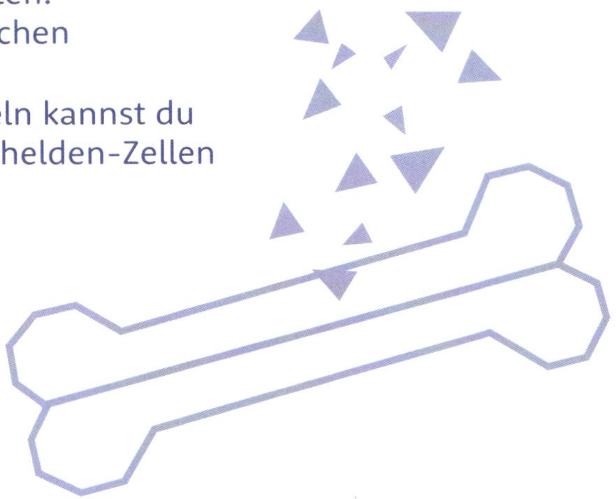

DEIN FLIEGER

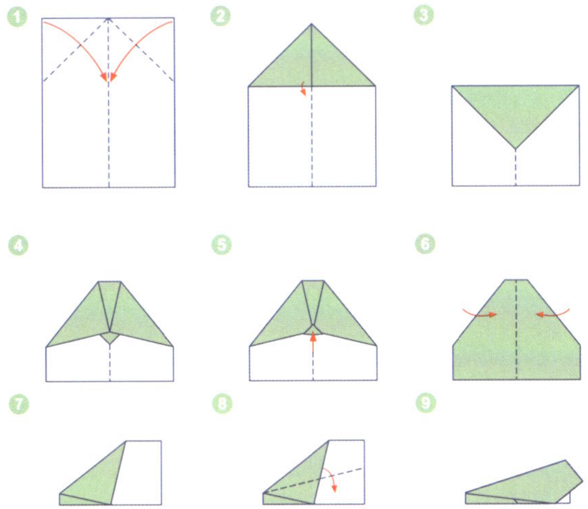

Gestalte deinen eigenen Flieger.

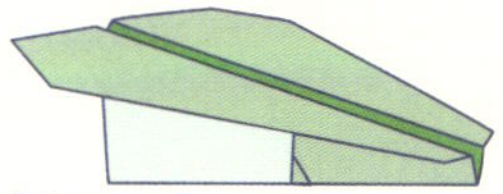

Überlege:
- Wer fliegt mit?
- Welche Farbe hat dein Flugzeug?
- Welchen Namen soll dein Flugzeug bekommen?

Im Internet findest du noch viele andere Anleitungen für Papierflieger.

FÜR DICH

FÜR DICH

FÜR DICH

FÜR DICH

SEESTERN

1 Stelle dich aufrecht hin.
Die Füße sind leicht auseinandergedreht, die Arme hängen entspannt an den Seiten hinunter.

2 Nun atme tief ein.

3 Beim Ausatmen stelle die Füße weit auseinander und strecke deine Arme dabei weit aus – wie ein Seestern.

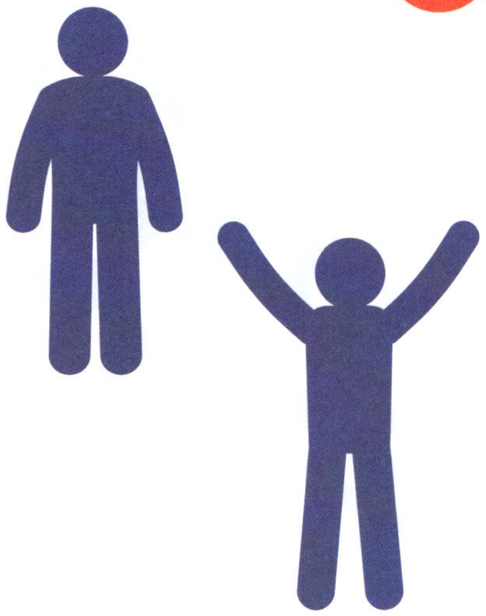

SEESCHLANGE

1 Setze dich bequem hin und überkreuze die Beine. Umfasse dabei mit deinen Händen die Fußgelenke.

2 Nun atme tief ein und mache dabei einen runden Rücken. Lass deinen Kopf und die Schultern nach vorne hängen und führe dein Kinn an die Brust.

3 Strecke dich nun wieder nach oben und atme kräftig aus. Schau dabei nach oben.

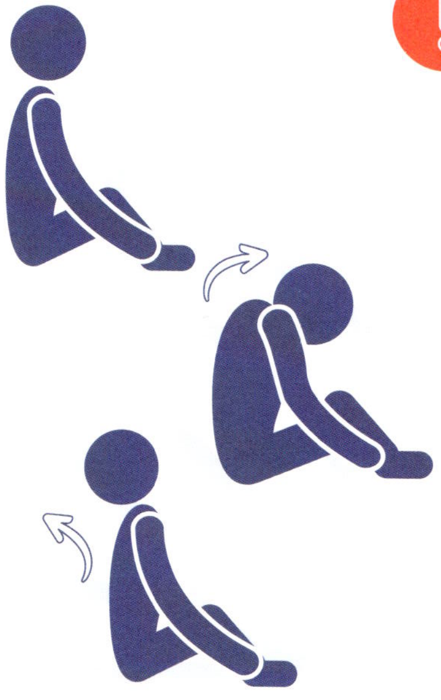

SEESCHNECKE

1 Knie dich hin und setze dich mit deinem Po auf deine Fersen. Dein Rücken soll dabei gerade sein.

2 Beuge nun deinen Oberkörper so weit wie möglich nach vorne. Lege deine Stirn ab und lege deine Arme und Handflächen locker auf deine Schultern.

3 Bleibe so drei Atemzüge lang und spüre in deinen Körper hinein.

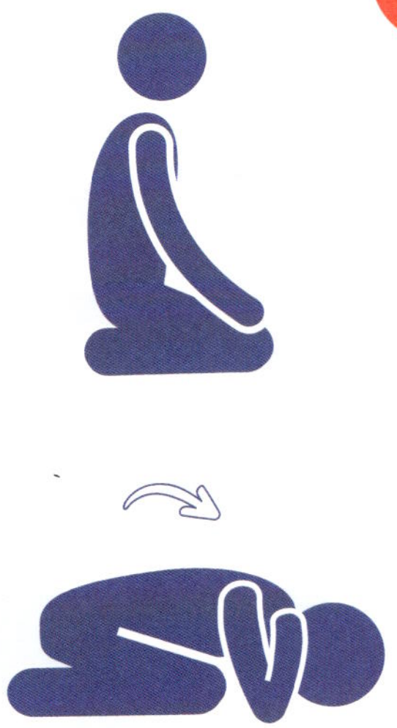

PELIKAN

1 Setze dich bequem hin und winkle deine Beine an. Stelle dabei deine Füße hüftbreit flach auf den Boden.

2 Führe deine Arme zwischen deinen Beinen hindurch und fasse von außen deine Fußgelenke. Lege nun langsam deine Fußsohlen aneinander.

3 Beuge dich nun so weit vor, wie für dich angenehm ist, und lege deinen Kopf auf den Füßen ab.

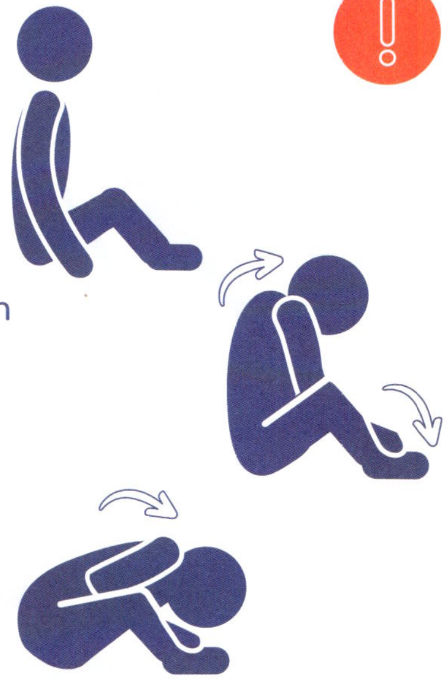

FÜR DICH

FÜR DICH

FÜR DICH

FÜR DICH

DIE INTERDISZIPLINÄRE NACHSORGEAMBULANZ

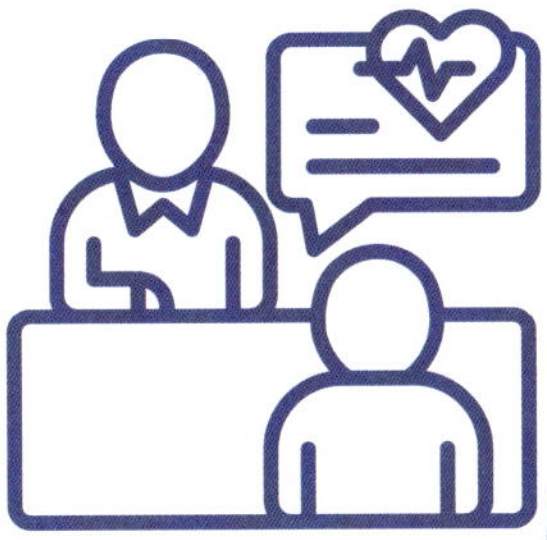

Finde alles über deine Nachsorge in Teil C, „Therapie geschafft! Meine Nachsorge“, ab S. 51 heraus.

Kreuze an und notiere dir die Termine!

AB TAG 200

BIS TAG 200

BIS TAG 100

TAG + 28 – TAG 100

UNTERSUCHUNGEN

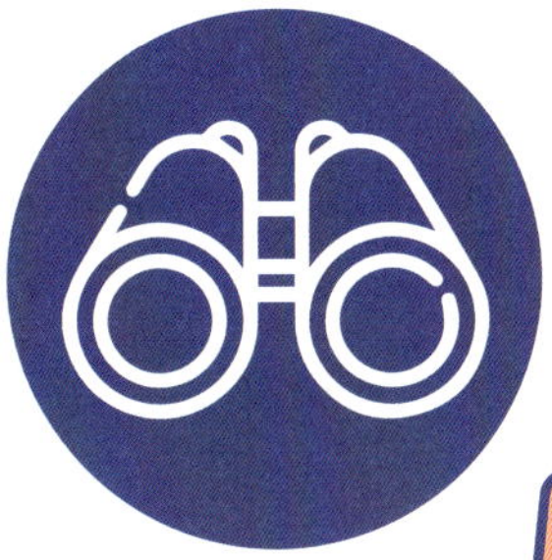

Finde alles über deine Nachsorge in Teil C, „Therapie geschafft! Meine Nachsorge“, ab S. 51 heraus.

Kreuze an und notiere dir die Termine!

AB TAG 200

BIS TAG 200

BIS TAG 100

TAG + 28 – TAG 100

WICHTIGE MEDIKAMENTE

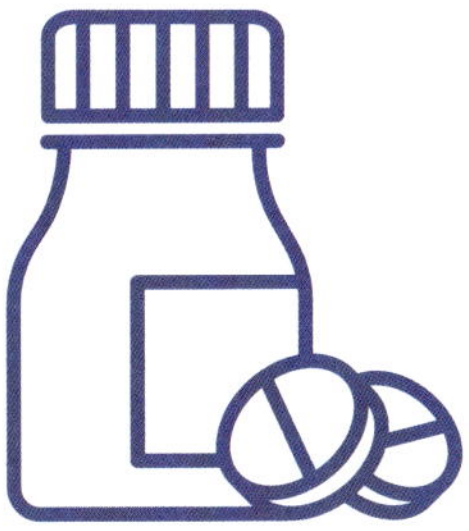

Finde alles über deine Nachsorge in Teil C, „Therapie geschafft! Meine Nachsorge“, ab S. 51 heraus.

Kreuze an und notiere dir die Termine!

AB TAG 200

BIS TAG 200

BIS TAG 100

TAG + 28 – TAG 100

WIEDERAUFNAHME INS KRANKENHAUS

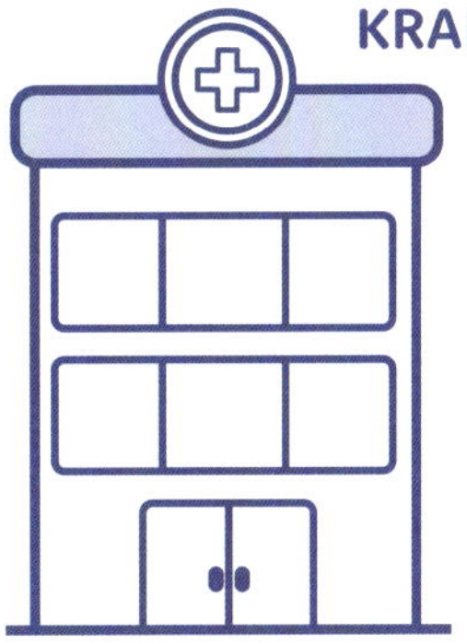

Finde alles über deine Nachsorge in Teil C, „Therapie geschafft! Meine Nachsorge“, ab S. 51 heraus.

Kreuze an und notiere dir die Termine!

AB TAG 200

BIS TAG 200

BIS TAG 100

TAG + 28 – TAG 100

Meine Untersuchungen:

- ○ ....
- ○ ....
- ○ ....
- ○ ....
- ○ ....
- ○ ....

Darum sind diese Untersuchungen wichtig:

....

....

....

NachsorgeAmbulanz-Termin am:

....

Ort:

....

So oft finden die Termine statt:

....

Mein Behandlungsteam:

....

....

Darum ist es wichtig:

....

....

....

Wer soll mich begleiten?

....

Das kann mir helfen, das tut mir gut:

....

....

Das muss unbedingt mit:

- ○ ....
- ○ ....
- ○ ....
- ○ ....
- ○ ....
- ○ ....

Diese Medikamente muss ich einnehmen:

....

....

Zu dieser Zeit muss ich sie einnehmen:

....

....

Darum muss ich sie einnehmen:

....

....

Wichtig zu beachten:

....

....

NEBENWIRKUNGEN

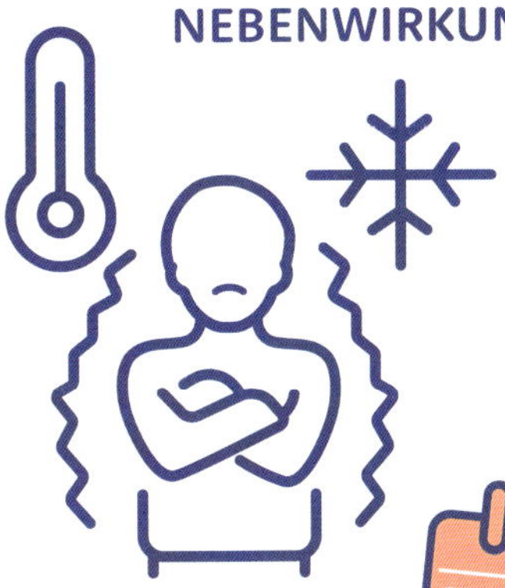

Finde alles über deine Nachsorge in Teil C, „Therapie geschafft! Meine Nachsorge“, ab S. 51 heraus.

Kreuze an und notiere dir die Termine!

AB TAG 200

BIS TAG 200

BIS TAG 100

TAG + 28 – TAG 100

ISOLATION

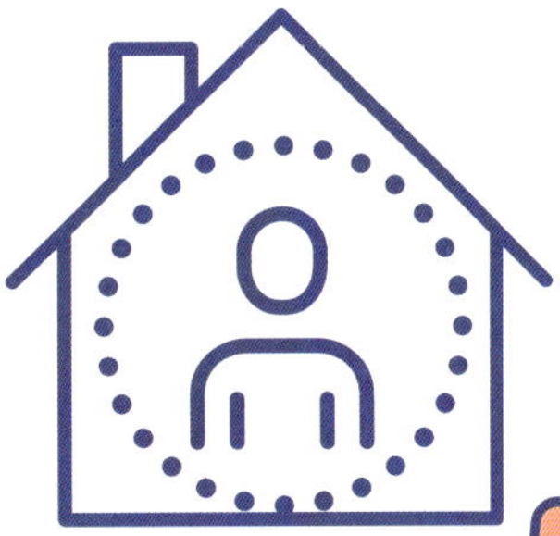

Finde alles über deine Nachsorge in Teil C, „Therapie geschafft! Meine Nachsorge“, ab S. 51 heraus.

Kreuze an und notiere dir die Termine!

AB TAG 200

BIS TAG 200

BIS TAG 100

TAG + 28 – TAG 100

VORSCHRIFTEN BEIM ESSEN

Finde alles über deine Nachsorge in Teil C, „Therapie geschafft! Meine Nachsorge“, ab S. 51 heraus.

Kreuze an und notiere dir die Termine!

AB TAG 200

BIS TAG 200

BIS TAG 100

TAG + 28 – TAG 100

DAS MÖCHTE ICH NOCH WISSEN …
DAS BEREITET MIR NOCH SORGEN …

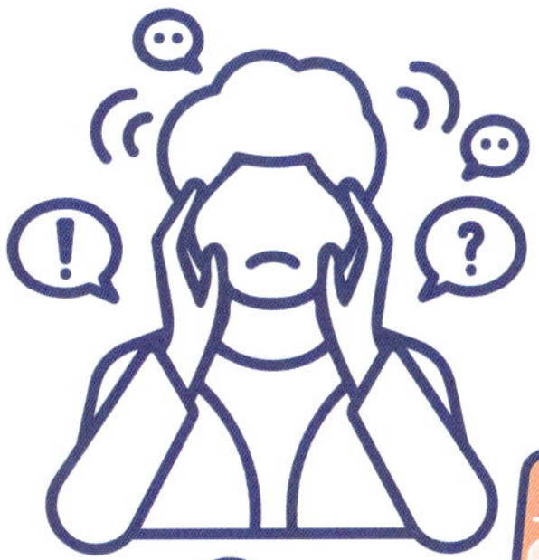

Finde alles über deine Nachsorge in Teil C, „Therapie geschafft! Meine Nachsorge“, ab S. 51 heraus.

Kreuze an und notiere dir die Termine!

AB TAG 200

BIS TAG 200

BIS TAG 100

TAG + 28 – TAG 100

Darum ist die Isolation wichtig:

....

....

....

So kann ich es meistern:

....

....

So kann ich Kontakt halten mit anderen:

....

....

So findet Schule weiterhin statt:

....

....

So erkenne ich Nebenwirkungen:

....

....

Das mache ich bei dieser Nebenwirkung:

....

....

....

....

Darum ist das wichtig:

....

....

....

....

Hier ist Platz für meine Gedanken

Das darf ich essen:

Das darf ich nicht essen:

Wichtige Infos:

....

....

....

ZURÜCK IN DEN ALLTAG

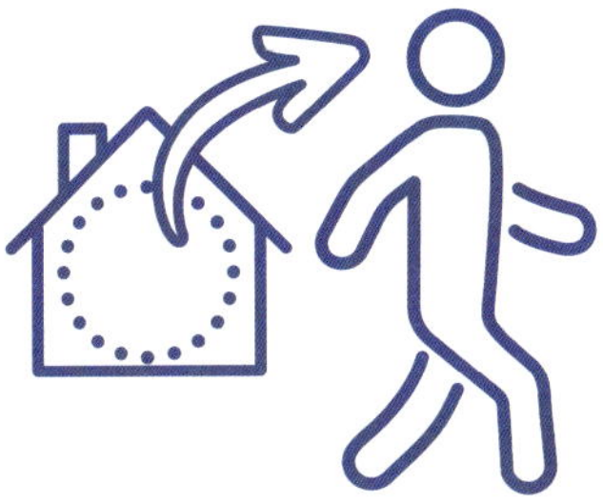

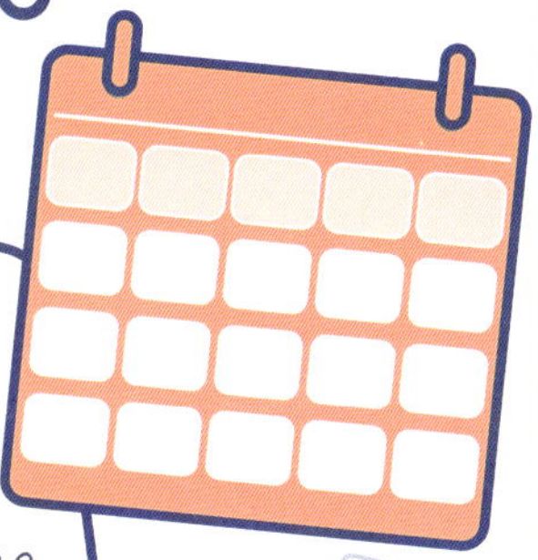

Finde alles über deine Nachsorge in Teil C, „Therapie geschafft! Meine Nachsorge", ab S. 51 heraus.

Kreuze an und notiere dir die Termine!

AB TAG 200
BIS TAG 200
BIS TAG 100
TAG + 28 – TAG 100

ERSCHÖPFUNG

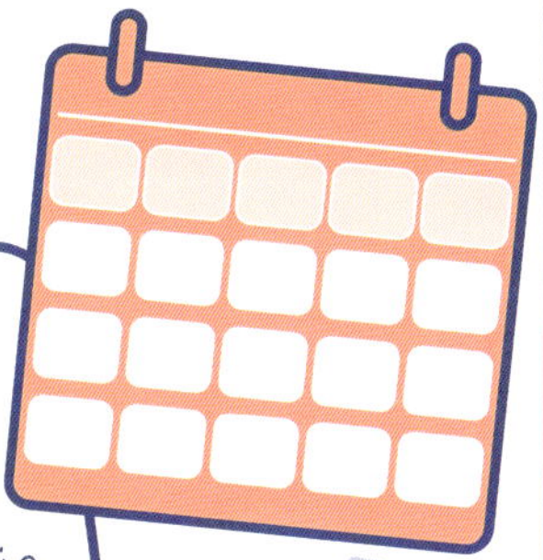

Finde alles über deine Nachsorge in Teil C, „Therapie geschafft! Meine Nachsorge", ab S. 51 heraus.

Kreuze an und notiere dir die Termine!

AB TAG 200
BIS TAG 200
BIS TAG 100
TAG + 28 – TAG 100

BEWEGUNG

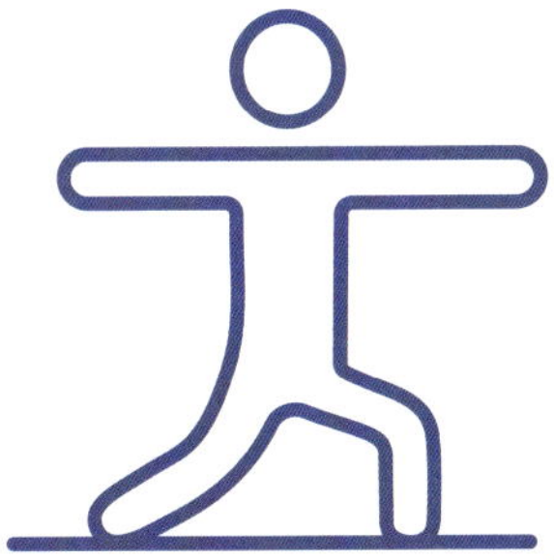

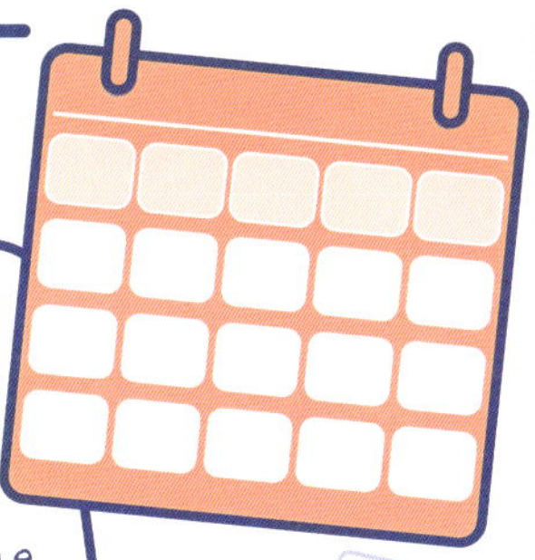

Finde alles über deine Nachsorge in Teil C, „Therapie geschafft! Meine Nachsorge", ab S. 51 heraus.

Kreuze an und notiere dir die Termine!

AB TAG 200
BIS TAG 200
BIS TAG 100
TAG + 28 – TAG 100

....

....

....

....

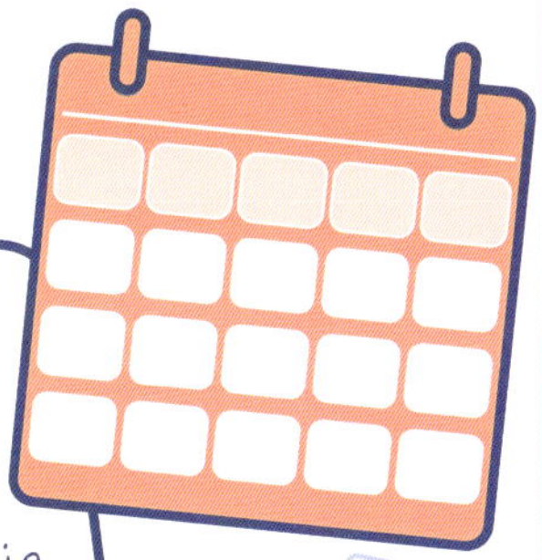

Finde alles über deine Nachsorge in Teil C, „Therapie geschafft! Meine Nachsorge", ab S. 51 heraus.

Kreuze an und notiere dir die Termine!

AB TAG 200
BIS TAG 200
BIS TAG 100
TAG + 28 – TAG 100

Hier ist Platz für meine Gedanken:

Das könnte helfen:

....

....

....

Das möchte ich wieder tun:

....

....

Meine Freunde kann ich treffen:
Wo? Wann?

....

....

So starte ich wieder in die Schule:

....

....

Das möchte ich noch wissen:

....

Das bereitet mit noch Sorgen:

....

Diese Übungen tun mir gut:

- ○ ....
- ○ ....
- ○ ....
- ○ ....

So baue ich die Übungen in meinen Tag ein:

....

....

Wer könnte mir dabei helfen?

....

....

NACHSORGEAMBULANZKARTE

NACHSORGE-AMBULANZTERMIN AM

ORT

KONTROLLEN VOR DEM NÄCHSTEN TERMIN:

AM

AM

AM

NACHSORGEAMBULANZKARTE

NACHSORGE-AMBULANZTERMIN AM

ORT

KONTROLLEN VOR DEM NÄCHSTEN TERMIN:

AM

AM

AM

NACHSORGEAMBULANZKARTE

NACHSORGE-AMBULANZTERMIN AM

ORT

KONTROLLEN VOR DEM NÄCHSTEN TERMIN:

AM

AM

AM

NACHSORGEAMBULANZKARTE

NACHSORGE-AMBULANZTERMIN AM

ORT

KONTROLLEN VOR DEM NÄCHSTEN TERMIN:

AM

AM

AM

MEINE FRAGEN FÜR DEN NÄCHSTEN NACHSORGE-AMBULANZTERMIN

DAS MÖCHTE ICH NOCH GENAUER WISSEN:

DAS BESCHÄFTIGT MICH NOCH:

DAS IST MIR BESONDERS WICHTIG:

MEINE FRAGEN FÜR DEN NÄCHSTEN NACHSORGE-AMBULANZTERMIN

DAS MÖCHTE ICH NOCH GENAUER WISSEN:

DAS BESCHÄFTIGT MICH NOCH:

DAS IST MIR BESONDERS WICHTIG:

MEINE FRAGEN FÜR DEN NÄCHSTEN NACHSORGE-AMBULANZTERMIN

DAS MÖCHTE ICH NOCH GENAUER WISSEN:

DAS BESCHÄFTIGT MICH NOCH:

DAS IST MIR BESONDERS WICHTIG:

MEINE FRAGEN FÜR DEN NÄCHSTEN NACHSORGE-AMBULANZTERMIN

DAS MÖCHTE ICH NOCH GENAUER WISSEN:

DAS BESCHÄFTIGT MICH NOCH:

DAS IST MIR BESONDERS WICHTIG:

2.9 Mein Daumenkino aus Kapitel D/2.6 (siehe S. 95)

Viel Spaß beim Ausmalen!

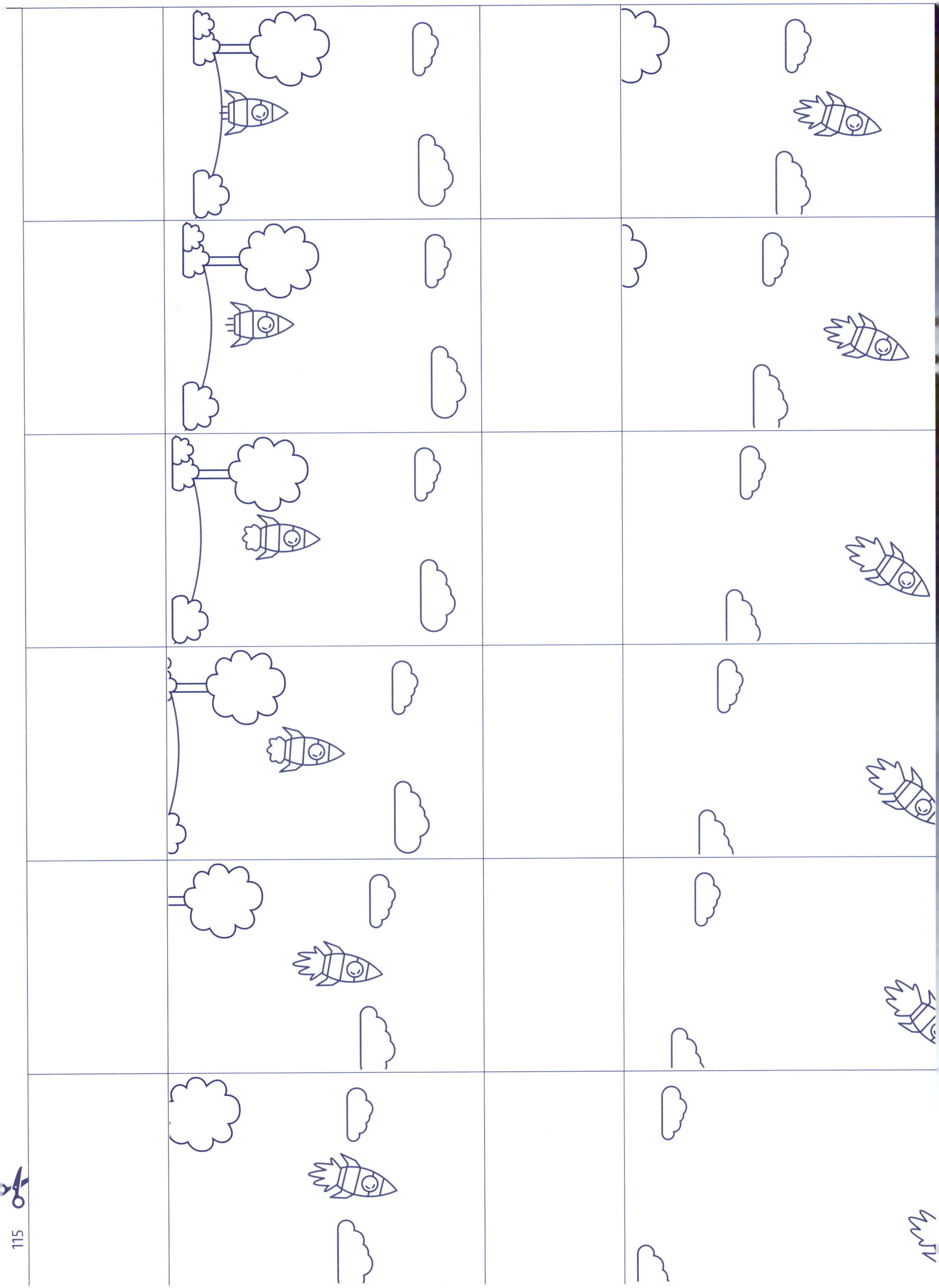

2.10 Fotovorlagen aus Kapitel C/1.7 (siehe S. 59)

Hier kannst du zeichnen, was du gerne mit deiner Kamera (von S. 83) fotografieren würdest.

Wissenswertes für Eltern, Erziehungsberechtigte und andere wichtige Personen

E

Liebe Eltern, die Teile A bis D von MeinLogbuch sind an Ihr Kind gerichtet – in Teil E erfahren Sie als Eltern, Erziehungsberechtigte oder andere wichtige Personen, wie MeinLogbuch funktioniert und wie Sie Ihr Kind dabei unterstützen können, es als Wegbegleiter durch diese intensive Zeit zu nutzen.
Die Methoden von MeinLogbuch können Sie hier auch gleich selbst ausprobieren, denn hier sind ein paar Karten vorbereitet, auf denen auch Sie kreativ werden und ein wenig in die Idee des Logbuchs eintauchen können.

MeinLogbuch – was Eltern, Erziehungsberechtigte und andere wichtige Personen darüber wissen sollten

Mit Hilfe von altersgerechten Informationen, Spielen und Rätseln begleitet MeinLogbuch Ihr Kind durch die gesamte Therapiezeit. Dies ermöglicht Orientierung, schafft Bearbeitungs- und Bewältigungsmöglichkeiten und fördert somit einen kompetenten und sicheren Umgang mit der eigenen Erkrankung und Behandlung – Ihr Kind als Expert:in der eigenen Gesundheit und Krankheit.

Das Logbuch wird dabei im besten Fall immer unterstützend und begleitend mit einer psychosozialen Fachkraft bearbeitet. Fragen Sie im Behandlungsteam nach!

In diesen Zielen wird Ihr Kind gestärkt:

- **„Mutig und tapfer!“** Angstreduktion durch gezielte Aufklärung
- **„Ich schaffe es!“** Gewinn von Kontrolle, Handlungskompetenz und Stärkung der Selbstwirksamkeit
- **„Jetzt kenne ich mich aus!“** Förderung der Compliance (Aufrechterhaltung der Mitmachbereitschaft über den Behandlungsverlauf)
- **„Zurück in den Alltag nach langer Therapiezeit!“** Prävention psychischer Folgeerscheinungen
- **„Gesagt, getan!“** Gute Kommunikation mit dem Behandlungsteam

In Kapitel A/1.2 (siehe S. 5) ist beschrieben, wie MeinLogbuch funktioniert. Sie finden auf dieser Übersichtsseite auch die Erklärung aller Icons in diesem Buch. Erinnern Sie Ihr Kind bitte immer daran, MeinLogbuch zu allen Terminen im Krankenhaus mitzunehmen. Die Aufgaben, Spiele und Kreativbögen können auch zuhause mit der ganzen Familie ausprobiert werden.

Gut zu wissen: MeinLogbuch kann auch Teil einer Studie sein. Denn Forschung ist vielfältig und kann ganz viele Themen umfassen, um sowohl die medizinische als auch die psychosoziale Behandlung stetig zu verbessern und zielgenauer zu machen. Forschung ist ein wesentlicher Bestandteil, damit Ihr Kind die aktuellste Behandlung erhält. Mehr dazu in den Online-Elterninfos (QR-Code) oder fragen Sie Ihr Behandlungsteam.

Mit Kindern und Jugendlichen über Gesundheit und Krankheit sprechen

AUFRICHTIG SEIN
Geben Sie ehrliche Antworten auf ehrliche Fragen. So schaffen Sie Vertrauen.

EINEN PLAN MACHEN
Überlegen Sie gemeinsam, wie ein Plan für die kommenden Tage aussehen kann. Überlegen Sie, wo selbstständige Entscheidungen möglich sind.

AUF AUGENHÖHE
Gehen Sie auf Augenhöhe – wortwörtlich! Unterschätzen Sie Jugendliche nicht! Jugendliche sollten in Entscheidungen miteinbezogen werden.

OFFEN UND EHRLICH
Signalisieren Sie Ihrem Kind, dass alle Fragen willkommen sind und es keine Tabu-Themen gibt. Hören Sie aufmerksam zu!

GEFÜHLE ERNST NEHMEN
Helfen Sie Ihrem Kind, seine Gefühle auszudrücken, indem Sie über Ihre Gefühle sprechen. Hören Sie Ihrem Kind gut zu, um zu verstehen, wie es ihm wirklich geht (z. B. Ist es wütend oder ängstlich? Fühlt es sich schuldig? ...). Lassen Sie alle Gefühle zu und respektieren Sie diese.

DIE WELT MIT KINDERAUGEN SEHEN – PERSPEKTIVENWECHSEL
Zeigen Sie Ihrem Kind, dass Sie Interesse haben an dem, was es interessiert und wie es die Welt um sich herum wahrnimmt. Betrachten Sie seine Welt mit seinen Augen. Dadurch zeigen Sie ihm Ihre Wertschätzung.

SICH ZEIT NEHMEN
Teilen Sie die wichtigen Gespräche in Portionen auf. Achten Sie darauf, wie lange Ihr Kind aufmerksam zuhören kann.

AKTIVE BETEILIGUNG
Geben Sie Ihrem Kind eine Stimme: Sprechen Sie MIT, nicht über Ihr Kind und involvieren Sie Ihr Kind in die Abläufe und Gespräche. Versuchen Sie, Ihr Kind in Gesprächen rund um Behandlung und Nachsorge einzubeziehen und ermutigen Sie es dazu, Fragen zu stellen.

KLARE SPRACHE
Machen Sie Ihrem Kind Gesprächsangebote und vermitteln Sie Informationen altersgerecht! Überlegen Sie, was Ihr Kind bereits verstehen kann und was noch zu schwierig ist. Je älter Kinder werden, desto klarer und offener können medizinische Behandlungen besprochen werden. Wählen Sie dafür eine behutsame, klare Sprache. Nutzen Sie MeinLogbuch oder andere Bücher als Ideenbringer für die richtige Wortwahl.

Um Kinder und Jugendliche zu unterstützen, sich mit ihrer Erkrankung auseinanderzusetzen und diese zu verarbeiten, gibt es verschiedene Wege:

- Tagebücher, Logbücher
- Apps
- Visualisierungen
- Möglichkeiten zum Verstehen
- Eigene Ideen:

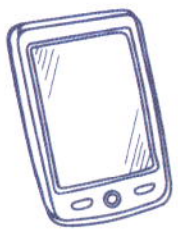

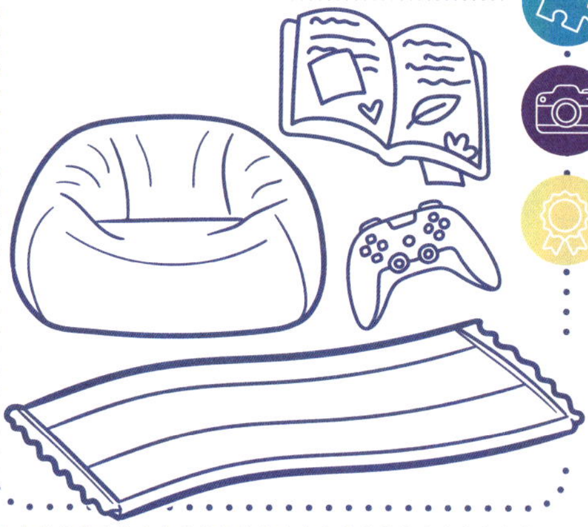

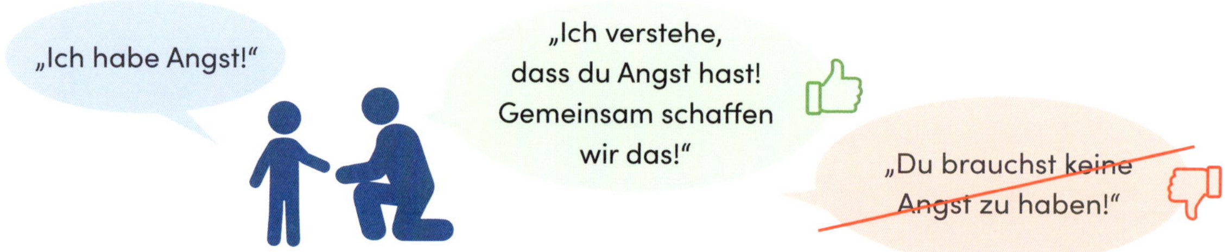

Vgl. Stein, A. et al. 2019, Marx et al. 2019, Damm L. et al. 2015, Stivers T., 2012, Skeen, JE, Webster, ML, 2004

Sich auf ein wichtiges Gespräch im Krankenhaus vorbereiten

als Familie

Nehmen Sie sich in der Familie vorab Zeit für ein ruhiges Gespräch und besprechen Sie gemeinsam, warum der Termin stattfindet und was dabei zu erwarten ist.

Besprechen Sie gemeinsam, was Sie beim Gespräch erfragen und welche Dinge Sie besprechen möchten. Notieren Sie alles und vergessen Sie nicht, die Notizen zum Gespräch mitzunehmen.

Entscheiden Sie mit Ihrem Kind gemeinsam, wer von der Familie beim Gespräch dabei sein soll, und fragen Sie Ihr Kind, ob es dabei sein möchte:

Möchte Ihr Kind dabei sein, sagen Sie ihm, dass seine Meinungen wichtig sind – es darf und soll diese beim Gespräch einbringen.

Möchte Ihr Kind nicht dabei sein, versichern Sie ihm, dass das in Ordnung ist! Betonen Sie, dass es dennoch alle Infos bekommt, die es braucht.

„AUA!!!“ Was tun bei akuten Schmerzen?

AUF AKUTEN SCHMERZ FOKUSSIEREN

Schmerzen sind unangenehm und können sehr belasten. Sie haben aber auch eine Warnfunktion und zeigen, dass etwas nicht in Ordnung ist. Im Umgang mit akuten Schmerzen können folgende Punkte hilfreich sein:

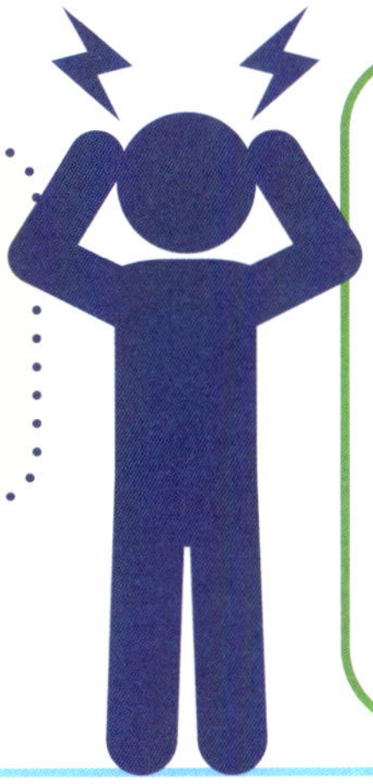

WAS HAT SCHON GEHOLFEN?

MÖGLICHE AUSLÖSER ERKENNEN UND BENENNEN

ENTLASTENDE MASSNAHMEN ANBIETEN:

- Wärme, Kälte
- Positionierung, Hilfsmittel (Polster, Decken, Schienen etc.)
- Druck, Massage
- Medikation

DEN SCHMERZ ERNST NEHMEN UND NICHT BAGATELLISIEREN!

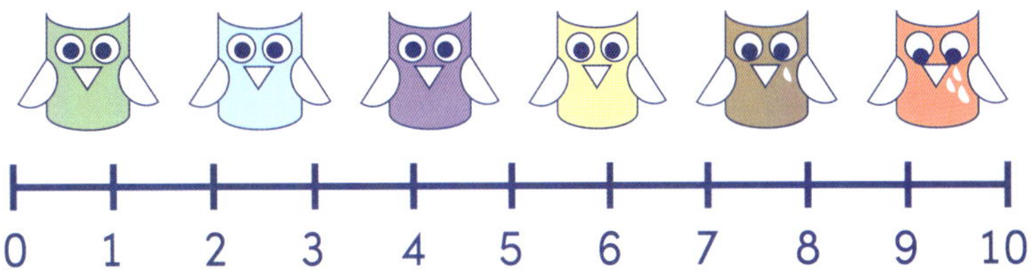

Fragen:

Fragen, die Ihr Kinde stellen möchte:

Notizen:

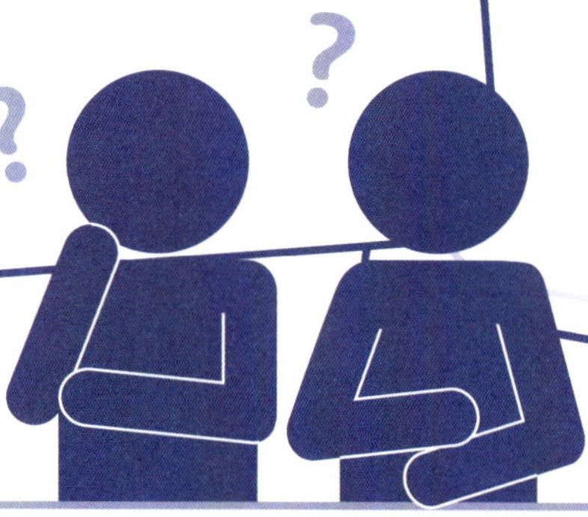

CHECKLISTE

1. Wer ist beim Gespräch dabei?
2. Zum Gespräch mitnehmen:
3. Persönliche Unterlagen
4. Wasserflasche, Schreibzeug

Termine:

Untersuchungen:

VOM SCHMERZ ABLENKEN

HÖREN/SCHAUEN/VORLESEN

- Entspannungsgeschichte hören/Vorlesen
- Musik hören
- Video ansehen

GLÜCKSKNOTEN

Fädle den Schnürsenkel aus einem alten Schuh aus und mach ganz viele feste Knoten hinein. Bekommst du sie wieder auf?

WOHLFÜHLORT KREIEREN

Was sieht/hört/riecht man hier? Welche Farben, Gerüche, Geräusche gibt es hier?

DUFTE ABLENKUNG

Tropfe ein angenehm riechendes Öl/Parfum auf ein Tuch und verstaue es z. B. in einem verschließbaren Gefrierbeutel.

Nimmt der Schmerz überhand, kannst du daran riechen.

METHODE 4-7-8

Durch die Nase einatmen: Zähl bis 4!
Die Luft anhalten: Zähl bis 7!
Durch den Mund ausatmen: Zähl bis 8!

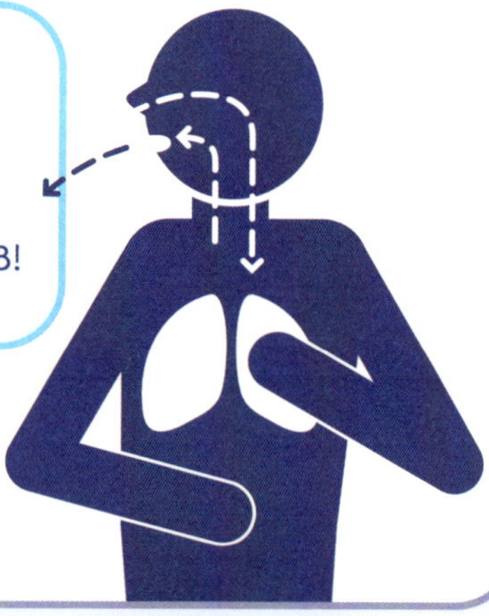

Eltern-Auszeit-Karte

Auch Eltern müssen Energie tanken, um die herausfordernde Zeit zu meistern. Wenn Mama und/oder Papa eine Pause brauchen, können sie diese Karte herzeigen und dürfen sich eine kleine Auszeit nehmen!

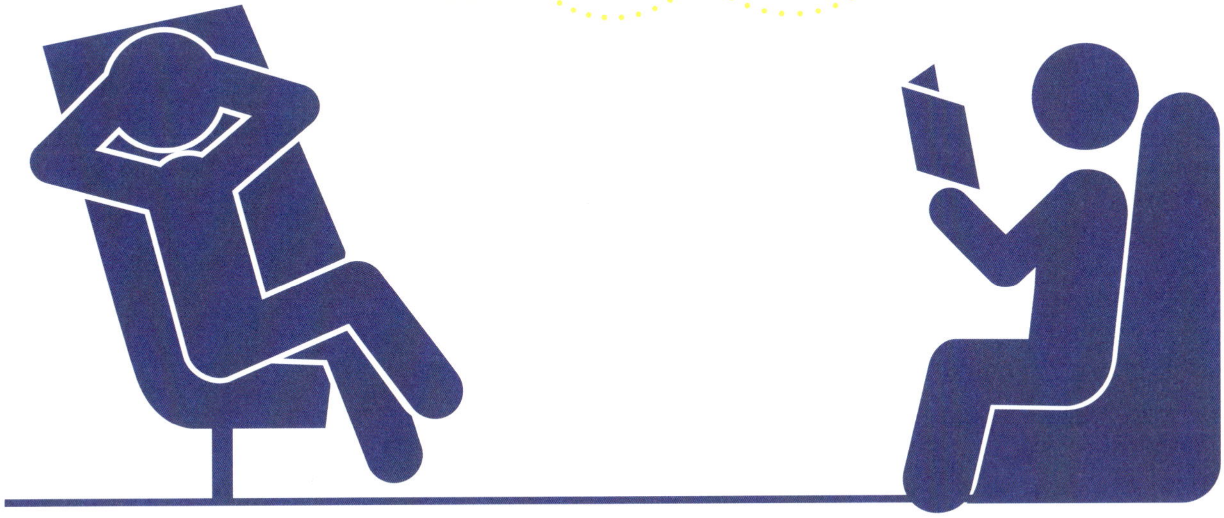

Was können Eltern für sich tun?

als Elternteil

Auch wenn Sie sich gerade in einer absoluten Ausnahmesituation befinden, ist es für Sie und Ihre Familie wichtig, dass Sie als Eltern bei Kräften bleiben! Aber wie?

Wichtig! Sie sind nicht allein. Das psychosoziale Team als Teil des Behandlungsteams Ihres Kindes ist für Sie da und begleitet Sie in dieser Zeit.

Überlegen Sie, welche Person Ihnen in dieser Situation Halt geben kann, und rufen Sie diese an.

Auch wenn an Schlaf vielleicht gerade gar nicht zu denken ist: Versuchen Sie, sich Ruhezeiten zu nehmen!

Achten Sie darauf, zumindest einmal am Tag etwas (Warmes) zu essen und regelmäßig zu trinken. Fragen Sie jemanden, ob sie/er Ihnen etwas bringen kann.

Überlegen Sie, wer oder was Ihnen in der Vergangenheit in Stress-Situationen geholfen hat. Übertragen Sie Aufgaben an andere Personen!

....

....

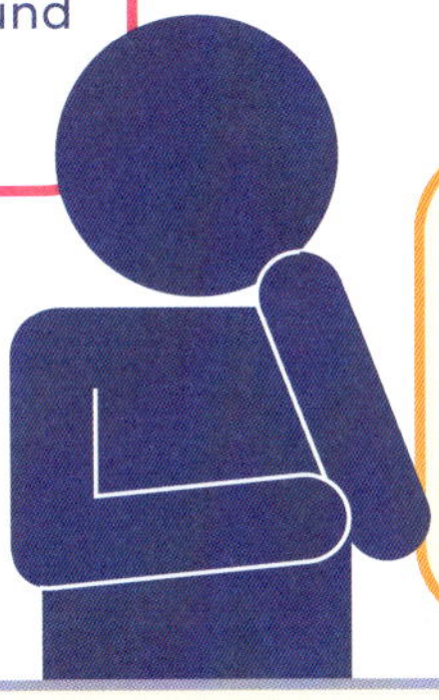

Eltern-Auszeit-Karte

MIT DIESEM PLAN KANN ES KLAPPEN!

WIE

WAS

WANN

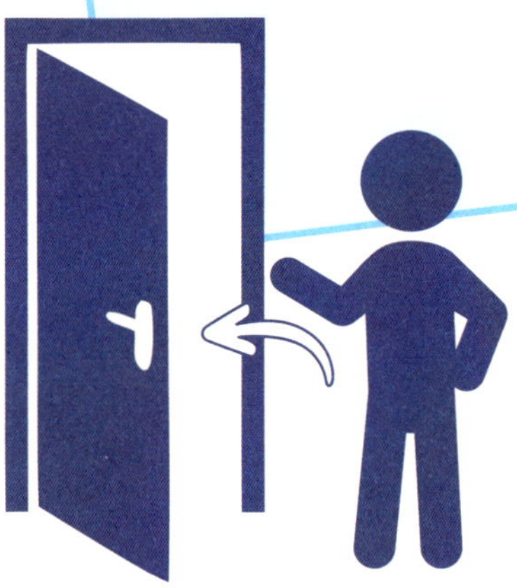

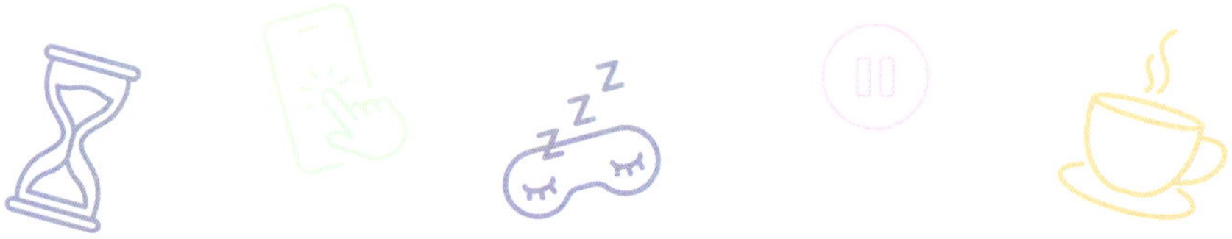

SONSTIGE NOTIZEN:

IHRE ANSPRECHPERSONEN:

WICHTIGE TERMINE:

Erfinderinnen des Logbuchs

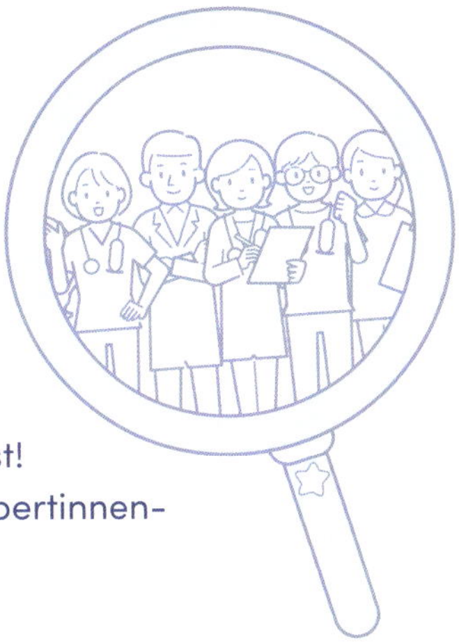

Liebe Logbuch-Expert:in,

wir freuen uns, dass du MeinLogbuch entdeckt hast! MeinLogbuch wurde über viele Jahre von einem großen Expertinnen-Team an der MedUni Wien entwickelt.

Viele gescheite Menschen, die in psychosozialen Fachbereichen, der Medizin und der Pflege arbeiten, haben es entwickelt. Auch Kinder und Jugendliche, die selbst erkrankt waren oder sind, haben ihre wertvolle Expertise dafür eingebracht.

MeinLogbuch soll dich dabei unterstützen, Expert:in deiner eigenen Gesundheit zu werden und gut mit deinen schwierigen Herausforderungen umzugehen.

Hast du gewusst, dass MeinLogbuch bereits zahlreiche Wissenschafts-Preise erhalten hat?

Wir wünschen dir alles Gute und dass du Expert:in deiner eigenen Gesundheit und Krankheit wirst!

Deine Autorinnen

Liesa J. Weiler-Wichtl

Verena Fohn-Erhold

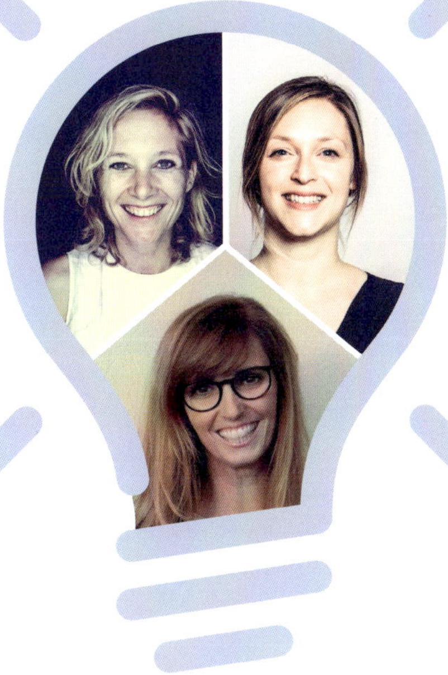

Ulrike Leiss

Preise

MeinLogbuch wurde bereits mit folgenden Preisen ausgezeichnet:

- Occursus-Förderpreis für Kommunikation in der Onkologie der OeGHO 2017
- Kindness For Kids Versorgungspreis 2019 der Stiftung für Kinder mit Seltenen Erkrankungen
- Inventor of the Year 2023 der MedUni Wien

Wissenschaftliche Fachgruppe

Made by:
Medizinische Universität Wien und
Arbeitsgruppe COPE Group

COPE Group (Childhood. Oncology. Psychosocial Care and Research. Empowerment Group) an der Universitätsklinik für Kinder- und Jugendheilkunde, Medizinische Universität Wien
Dr.in scient. med. Liesa J. Weiler-Wichtl (Univ. Ass. post-doc), Mag.a Verena Fohn-Erhold, Dr. rer. nat. Ulrike Leiss (Univ. Ass. post-doc), Mag.a Alina Kollmann, Mag.a Angelika Holzer, Mag.a Verena Rosenmayr, Mag.a Katja Roithner, Mag.a Carina Schneider, Kerstin Krottendorfer, MA, Mag.a Stephanie-Dominique Karigl, Rita Hansl, BSc MSc, Mag. Dr. Thomas Pletschko, Dipl.-Päd. Andrea Kutschera, Mag.a Neeltje Obergfell, Jonathan Fries, BSc MSc, Maximilian Hopfgartner, BSc, Mag.a Lena Fichtinger

Fachgesellschaft

Fachgruppe Qualitätssicherung der Psychosozialen Arbeitsgemeinschaft in der pädiatrischen Onkologie und Hämatologie (PSAPOH)
(Fachliche Begleitung zur Sicherung der Leitlinienkonformität und Konsensusgruppe)
Dipl.-Musiktherapeutin Barbara Grießmeier MA[1], Dipl.-Psych., Dipl.-Theol. Birte Hesselbarth[2], Dipl.-Psych. Iris Lein-Köhler[3], Dr.in Ulrike Leiss[4], Dipl.-Psych. Alexandra Nest[5], Dipl.-Psych. Beate M. Schreiber-Gollwitzer[6], Dr.in Liesa J. Weiler-Wichtl[4]

[1] Universitätsklinikum Frankfurt, Klinik für Kinder- und Jugendmedizin, Schwerpunkt Onkologie, Hämatologie und Hämostaseologie.
[2] Universitätsklinikum Schleswig-Holstein, UKSH Campus Lübeck, Klinik für Kinder- und Jugendmedizin, Pädiatrische Onkologie und Hämatologie.
[3] Universitätsklinikum des Saarlandes, Klinik für Pädiatrische Onkologie und Hämatologie.
[4] AKH und Medizinische Universität Wien, Universitätsklinik für Kinder- und Jugendheilkunde, Klinische Abteilung für Neonatologie, Pädiatrische Intensivmedizin und Neuropädiatrie – Neuroonkologie.
[5] Dr. von Haunersches Kinderspital, Klinikum der Universität München, Abteilung für Pädiatrische Hämatologie, Onkologie, Hämostaseologie und Stammzelltransplantation.
[6] Klinikum Dritter Orden München, Sozialpädiatrisches Zentrum, Zentrum für chronische Erkrankungen und Entwicklungsförderung.

Expert:innen im Rahmen der Entwicklung einzelner Themenbereiche

	MeinLogbuch – Basisband	MeinLogbuch – Schwerpunktband Onkologie
Kinder und Jugendliche im Laufe der Projektzeit	Die Erfahrungsexpertise wurde in alle Kapitel eingebracht.	Die Erfahrungsexpertise wurde in alle Kapitel eingebracht.
Dr.in med. Rosy Ahnert Bayerisches Kinderschmerzzentrum, Klinik für Kinder- und Jugendmedizin, Universitätsklinikum Augsburg	• Au-Weh! Im Umgang mit Schmerzen, jetzt hab' ich den Dreh!	
Univ.-Prof.in Dr.in med. Karin Dieckmann Medizinische Universität Wien, Universitätsklinik für Radioonkologie		• Mein Weg durch die Strahlentherapie
DGKP Nicole Harrer AKH Wien, Universitätsklinik für Kinder- und Jugendheilkunde, Klinische Abteilung für Neonatologie, Pädiatrische Intensivmedizin und Neuropädiatrie – Neuroonkologie	• Tabletten, Pulver oder Saft: Tipps und Tricks – so wird's geschafft!	• Mein ABC der Chemotherapie
DGKP Walpurga Hieblinger AKH Wien, Universitätsklinik für Kinder- und Jugendheilkunde, Klinische Abteilung für Neonatologie, Pädiatrische Intensivmedizin und Neuropädiatrie – Neuroonkologie		• Mein ABC der Chemotherapie
RTA Stefan Hofstätter Medizinische Universität Wien, Universitätsklinik für Radioonkologie		• Mein Weg durch die Strahlentherapie
Mag.a Angelika Holzer AKH und Medizinische Universität Wien, Universitätsklinik für Kinder- und Jugendheilkunde, Klinische Abteilung für Neonatologie, Pädiatrische Intensivmedizin und Neuropädiatrie – Neuroonkologie und Nephrologie/Gastroenterologie	• Ich habe den Überblick über meine psychosoziale Diagnostik	
DGKP Petra Hornek AKH Wien, Universitätsklinik für Kinder- und Jugendheilkunde, Klinische Abteilung für Neonatologie, Pädiatrische Intensivmedizin und Neuropädiatrie – Neuroonkologie	• Au-Weh! Im Umgang mit Schmerzen, jetzt hab' ich den Dreh!	
Yvonne Jäschke Diplomsozialarbeiterin/Sozialpädagogin, Elternhilfe für Krebskranke Kinder, Leipzig		• Ich weiß, warum Nachsorge wichtig ist
Mag.a Alina Kollmann Universitätsklinik für Kinder- und Jugendheilkunde, Onkologie, Kepler Universitätsklinikum Linz, Med Campus IV und Medizinische Universität Wien, Universitätsklinik für Kinder- und Jugendheilkunde, Klinische Abteilung für Neonatologie, Pädiatrische Intensivmedizin und Neuropädiatrie – Neuroonkologie	• Alles, was ich zu Beginn im Krankenhaus wissen sollte • Meine Schatztruhe • So behalte ich den Überblick über meine Untersuchungen • Ich habe den Überblick über meine psychosoziale Diagnostik • Gewusst wie – Alles rund um die Neuropsychologie • Mein Plan für die Rehabilitation	• Mission Stammzell-Transplantation • Ich weiß, warum Nachsorge wichtig ist
Kerstin Krottendorfer, MA Medizinische Universität Wien, Universitätsklinik für Kinder- und Jugendheilkunde, Klinische Abteilung für Neonatologie, Pädiatrische Intensivmedizin und Neuropädiatrie – Neuroonkologie	• Ich habe den Überblick über meine psychosoziale Diagnostik	
Dipl.-Psych. Luise Küpper Selbstständige Abteilung für Pädiatrische Onkologie, Hämatologie und Hämostaseologie, Universitätsklinikum Leipzig AöR, Diakonisches Werk Innere Mission Leipzig, Familien- und Jugendhilfe		• Mein ABC der Chemotherapie
Dipl.-Päd. Andrea Kutschera Medizinische Universität Wien, Universitätsklinik für Kinder- und Jugendheilkunde, Klinische Abteilung für Neonatologie, Pädiatrische Intensivmedizin und Neuropädiatrie – Neuroonkologie	• Schule, Lernen, freie Zeit – so bin ich dafür bereit!	
Dipl.-Psych. Iris Lein-Köhler Psychosoziale Beratung und Nachsorge für Familien mit einem krebskranken Kind/Jugendlichen, Klinik für Pädiatrische Onkologie/Hämatologie, Homburg	• Wissenswertes für Eltern, Erziehungsberechtigte und andere wichtige Personen	
Dipl.-Psych. Peggy Lüttich, MPH Klinik für Kinderheilkunde III, Onkologie, Hämatologie, Immunologie und Pneumologie am Zentrum für Kinder- und Jugendmedizin Heidelberg/Kindertumorzentrum Heidelberg (KiTZ)	• Gewusst wie – Alles rund um die Neuropsychologie	
Soz.-Päd. Stephan Maier Rehabilitationsklinik Katharinenhöhe	• Mein Plan für die Rehabilitation	
Dipl.-Päd. Sonja Maron Heilstättenschule Wien	• Schule, Lernen, freie Zeit - so bin ich dafür bereit!	
Dipl.-Psych. Alexandra Nest, M.Sc. Kinderklinik und Kinderpoliklinik im Dr. von Haunerschen Kinderspital, Klinikum der Universität München, LMU München		• Mission Stammzell-Transplantation

Mag.ª Dr.in Katharina Pal-Handl AKH Wien, Universitätsklinik für Kinder- und Jugendheilkunde, Klinische Abteilung für Neonatologie, Pädiatrische Intensivmedizin und Neuropädiatrie – Neuropädiatrie	• Au-Weh! Im Umgang mit Schmerzen, jetzt hab' ich den Dreh!	
Mag.ª Agnes Panagl AKH und Medizinische Universität Wien, Universitätsklinik für Kinder- und Jugendheilkunde, Klinische Abteilung für Kinder- und Jugendchirurgie	• Au-Weh! Im Umgang mit Schmerzen, jetzt hab' ich den Dreh!	
Univ-Prof. Dr. med. Andreas Peyrl Medizinische Universität Wien, Universitätsklinik für Kinder- und Jugendheilkunde, Klinische Abteilung für Neonatologie, Pädiatrische Intensivmedizin und Neuropädiatrie – Pädiatrische Neuroonkologie	• So behalte ich den Überblick über meine Untersuchungen	
Dipl.-Sozpäd. Jutta Pfaff Kinderklinik und Poliklinik, Universitätsklinikum Würzburg		• Mission Stammzell-Transplantation
Mag. Dr. Thomas Pletschko, MA Medizinische Universität Wien, Universitätsklinik für Kinder- und Jugendheilkunde, Klinische Abteilung für Neonatologie, Pädiatrische Intensivmedizin und Neuropädiatrie – Neuroonkologie	• Ich habe den Überblick über meine psychosoziale Diagnostik	
DGKP Carina Prims AKH Wien, Universitätsklinik für Kinder- und Jugendheilkunde, Klinische Abteilung für Neonatologie, Pädiatrische Intensivmedizin und Neuropädiatrie – Neuroonkologie	• Au-Weh! Im Umgang mit Schmerzen, jetzt hab' ich den Dreh!	
RTA Natalie Ritt Medizinische Universität Wien, Universitätsklinik für Radioonkologie		• Mein Weg durch die Strahlentherapie
Mag.ª Verena Rosenmayr AKH und Medizinische Universität Wien, Universitätsklinik für Kinder- und Jugendheilkunde, Klinische Abteilung für Neonatologie, Pädiatrische Intensivmedizin und Neuropädiatrie – Neuroonkologie	• Ich habe den Überblick über meine psychosoziale Diagnostik • Gewusst wie – Alles rund um die Neuropsychologie • Wissenswertes für Eltern, Erziehungsberechtigte und andere wichtige Personen	
Dipl.-Psych. Henning Ross Rehabilitationsklinik Katharinenhöhe	• Mein Plan für die Rehabilitation	
Tobias Schellenberg Dipl. Sozialarbeiter/-sozialpädagoge, Charité, Universitätsmedizin Berlin, Campus Virchow-Klinikum, Klinik für Pädiatrie m. S. Onkologie/Hämatologie		• Mission Stammzell-Transplantation
Dipl.-Psych. Dr. Florian Schepper Selbstständige Abteilung für Pädiatrische Onkologie, Hämatologie und Hämostaseologie, Universitätsklinikum Leipzig AöR		• Mein ABC der Chemotherapie • Alles, was ich über meine Operation wissen sollte
DGKP Kerstin Schimon AKH Wien, Universitätsklinik für Kinder- und Jugendheilkunde, Klinische Abteilung für Neonatologie, Pädiatrische Intensivmedizin und Neuropädiatrie – Neuroonkologie	• Tabletten, Pulver oder Saft: Tipps und Tricks – so wird's geschafft!	
Mag.ª Carina Schneider Childhood Cancer International – Europe		• Ich weiß, warum Nachsorge wichtig ist
Ursula Schneider Patient representative	• Wissenswertes für Eltern, Erziehungsberechtigte und andere wichtige Personen	
Dipl.-Psych. Beate Schreiber-Gollwitzer Klinikum Dritter Orden München-Nymphenburg	• Ich habe den Überblick über meine psychosoziale Diagnostik • Au-Weh! Im Umgang mit Schmerzen, jetzt hab' ich den Dreh!	
Dr.in Dipl.-Psych. Lisa Schubert Kinderklinik und Poliklinik, Universitätsklinikum Würzburg		• Mission Stammzell-Transplantation
Mag.ª Agathe Schwarzinger Freie Praxis, vormals: Österreichische Kinder-Krebshilfe, Psychosoziale Nachsorge und Medizinische Universität Wien, Universitätsklinik für Kinder- und Jugendheilkunde, Klinische Abteilung für Neonatologie, Pädiatrische Intensivmedizin und Neuropädiatrie – Neuroonkologie	• Alles, was ich zu Beginn im Krankenhaus wissen sollte • Ich schaffe das MRT! • Mein Plan für die Rehabilitation	• Mein Weg durch die Strahlentherapie
Diana Sellmann Erzieherin, Kinderklinik und Poliklinik, Universitätsklinikum Würzburg		• Mission Stammzell-Transplantation
DGKP Melanie Shonoda AKH Wien, Universitätsklinik für Kinder- und Jugendheilkunde, Klinische Abteilung für Neonatologie, Pädiatrische Intensivmedizin und Neuropädiatrie – Neuroonkologie	• Tabletten, Pulver oder Saft: Tipps und Tricks – so wird's geschafft!	• Mein ABC der Chemotherapie
Prof.in Dr.in Nicola Sommer, M.Sc. Institut für Bildungswissenschaften und Forschung, Pädagogische Hochschule Salzburg	• Schule, Lernen, freie Zeit – so bin ich dafür bereit!	

Projektpartner:innen und Fördergeber:innen

Wir bedanken uns bei sämtlichen Projektpartner:innen und Fördergeber:innen, die die Entwicklung und Umsetzung dieses Projekts möglich gemacht haben!

Starter Grant – Förderpreis für Kommunikation in der Onkologie 2017, Occursus:

OCCURSUS

Co-Förderung Entwicklung und Pilotierung der Themenhefte 2021–2023:

KINDER KREBS VERBAND

Deutscher Kinderkrebsverband (ehemals: Deutsche Leukämie-Forschungshilfe e. V., DLFH)

Hauptförderung für die Entwicklung und Pilotierung der Themenhefte 2017–2023:

Die Aufgabe der Österreichischen Kinderkrebshilfe ist es, dort zu helfen, wo Hilfe am dringendsten gebraucht wird. Mit MeinLogbuch erhalten Kinder und Jugendliche ein Werkzeug, das sie durch eine herausfordernde Zeit begleitet, ihnen Sicherheit gibt und sie in ihrer Eigenständigkeit stärkt. Deshalb fördern wir mit Überzeugung wichtige Initiativen wie MeinLogbuch.

Österreichische Kinderkrebshilfe

Österreichische Kinderkrebshilfe 2017–2023

Förderung einzelner Projektabschnitte im Rahmen der Entwicklung ausgewählter Themenhefte und Datenmanagementtools:

Kindness for Kids – Versorgungspreis 2019–2021

Mission Hoffnung 2018–2020

Roche 2022–2023

Kinderkrebshilfe Wien, Niederösterreich, Burgenland

Förderung der Produktion der Erstauflage

MEDIZINISCHE UNIVERSITÄT WIEN

Roche

Die Sponsoren haben das Projekt unabhängig voneinander unterstützt. Sie stehen dadurch in keinem direkten Vertragsverhältnis.

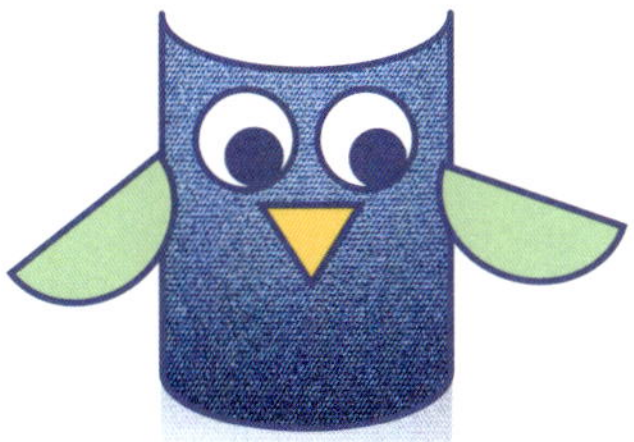

Gut zu wissen!

Damit MeinLogbuch auch seinen Weg zu dir findet, unterstützen u. a. die Österreichische Kinderkrebshilfe, die Deutsche Kinderkrebsstiftung, Mission Hoffnung und Roche den Kauf von MeinLogbuch. Finde auf der Rückseite dieses Logbuchs heraus, wer dein MeinLogbuch zur Verfügung gestellt hat. Danke an die Fördergeber:innen

Dieses Buch wurde dir zur Verfügung gestellt von:

Inhaltsverzeichnis

Teil A: So kann mir im Krankenhaus geholfen werden 1

1 Ankunft im Krankenhaus 3
1.1 Was ist MeinLogbuch? 4
1.2 Meine Wegweiser 5
1.3 Welche Gefühle gibt es? 6
1.4 Mein Plan für meine onkologische Behandlung 7
1.5 Mein Therapieplan 8

2 Alles, was ich über meine Operation wissen sollte **11**
2.1 Was ist eigentlich eine Operation? 11
2.2 Das OP-Profi-Spiel 12
2.3 So läuft meine Operation ab 14
2.4 So kann ich mich auf meine Operation vorbereiten – Meine Traumgeschichte 15
2.5 So geht es nach der Operation weiter 16
2.6 OP geschafft! Das tut mir jetzt gut 17
2.7 Logbuch-Expert:in für: Meine Operation – Jetzt kenne ich mich aus! 18

Teil B: Meine Behandlung und Therapie **19**

1 Mein ABC der Chemotherapie **21**
1.1 Was ich alles über die Chemotherapie wissen sollte 21
1.2 So wird meine Chemotherapie ablaufen – Ich habe einen Plan 22
1.3 Das ist vor, während und nach einer Chemotherapie zu tun 23
1.4 So funktioniert mein Blut 24
1.5 Meine Mutmacher-Box 25
1.6 Spiel: Mensch, Nebenwirkung – Ich ärgere mich nicht! 26
1.7 Logbuch-Expert:in für: Mein ABC der Chemotherapie 28

2 Mein Weg durch die Strahlentherapie **29**
2.1 Was ich alles über die Strahlentherapie wissen sollte 29
2.2 So kann ich mich auf die Strahlentherapie vorbereiten 31
2.3 So klappt die Strahlentherapie bestimmt! 32
2.4 So läuft meine Strahlentherapie ab 33
2.5 Planung der Strahlentherapie 34
2.6 So sieht der Raum meiner Strahlentherapie aus 35
2.7 So schaffe ich die Strahlentherapie – Belohnungsschlange 36
2.8 Logbuch-Expert:in für: Mein Weg durch die Strahlentherapie 38

3 Mission Stammzell-Transplantation **39**
3.1 Was ist eine Stammzell-Transplantation? 39
3.2 So wird meine Stammzell-Transplantation ablaufen – Ich habe einen Plan 40
3.3 Ich bin gut auf meine Stammzell-Transplantation vorbereitet 42
3.4 Meine Stammzell-Transplantation 44
3.5 So kann ich die Zeit der Isolation meistern 46
3.6 Spiel: Mein Weg durch das verrückte Labyrinth 48
3.7 Logbuch-Expert:in für: Meine Stammzell-Transplantation – Jetzt kenne ich mich aus! 50

Teil C: Therapie geschafft! Meine Nachsorge **51**

1 Therapie geschafft! Meine Nachsorge **53**
1.1 Was ich alles über meine Nachsorge wissen sollte 53
1.2 Das Wie und Warum meiner Nachsorge 54
1.3 Ich weiß, warum Nachsorge wichtig ist 55
1.4 Hier geht es um mich und meine Ziele für die Nachsorge 56
1.5 Mein Energielevel 57
1.6 Mein persönlicher Nachsorge-Plan 58